为健康"**骨**"劲

骨科120丛书

总顾问 刘昌胜 张英泽 戴尅戎
总主编 苏佳灿

U0243267

髋关节镜 120问

主编 ◎ 彭建平 朱俊峰 张培培

上海大学出版社

图书在版编目(CIP)数据

髋关节镜120问 / 彭建平,朱俊峰,张培培主编.
上海:上海大学出版社,2024. 7. -- (为健康"骨"
劲 / 苏佳灿总主编). -- ISBN 978 - 7 - 5671 - 5036 - 2

Ⅰ. R687. 4 - 44

中国国家版本馆 CIP 数据核字第 2024AZ1735 号

策划编辑　陈　露
责任编辑　高亚雪
封面设计　缪炎栩
技术编辑　金　鑫　钱宇坤

为健康"骨"劲

髋关节镜 120 问

彭建平　朱俊峰　张培培　主编

上海大学出版社出版发行
(上海市上大路 99 号　邮政编码 200444)
(https://www.shupress.cn　发行热线 021 - 66135112)
出版人　戴骏豪

*

南京展望文化发展有限公司排版
上海颛辉印刷厂有限公司印刷　　各地新华书店经销
开本 890mm×1240mm　1/32　印张 4.25　字数 85 千
2024 年 8 月第 1 版　2024 年 8 月第 1 次印刷
ISBN 978 - 7 - 5671 - 5036 - 2/R・75　定价　58.00 元

本书编委会

主　编　彭建平　朱俊峰　张培培

编　委　（按姓氏笔画排序）

朱俊峰（上海交通大学医学院附属新华医院）

李　扬（上海交通大学医学院附属新华医院）

肖　飞（上海交通大学医学院附属新华医院）

沈　超（上海交通大学医学院附属新华医院）

张培培（上海交通大学医学院附属新华医院）

彭建平（上海交通大学医学院附属新华医院）

序　言

　　"岁寒,然后知松柏之后凋也。"意为一个人的节操与品行,只有在困境中才能显现。而我等从医者,正是立志守护人身之"松柏"——强健的骨骼。

　　骨为身之干,支撑起生命的屹立不倒。然世间疾病千奇百怪,骨疾尤为凶险。有如暗夜突袭的骨折创伤,似无声蚕食的骨质疏松,或如幽灵般游走的骨肿瘤……无不考验着骨科医者的智慧与经验。

　　本丛书以"强骨"为宗旨,撷取骨科领域精华,解答患者关切。自创伤骨科到关节外科,从脊柱到四肢,举凡骨科疑难疑点,图文并茂,一一道来。寓医理于浅言,蕴经验于问答。言简意赅却包罗万象,通俗晓畅而雅俗共赏。

　　本丛书共21个分册,涵盖骨科所有常见疾病,是目前国内最系统、最全面的骨科疾病科普系列丛书。从骨折、骨不连等常见创伤,到骨性关节炎、骨质疏松等慢性病,从关节镜微创技术到修复重建难题,从骨科护理常识到康复指导,可谓全方位、多角度、立体化地解答骨科常见疾病诊疗问题。120问的内容设计,聚焦读者最迫切的疑惑,直击骨科就诊最本质的需求,力求读者短时间内获取最实用的知识。这是一系列服务骨科医患共同的工具书，更是一座沟通医患的桥梁。

"岁月不居，时节如流。"随着人口老龄化加剧，骨科疾病频发。提高全民骨健康意识，普及骨科养生保健知识，已刻不容缓。我们坚信，树立正确观念，传播科学知识，能唤起公众对骨骼健康的关注，进而主动规避骨病风险。这正是本丛书的价值所在，亦是编写初衷。

让我们携手共筑健康之骨，守望生命之本，用"仁心仁术"抒写"岁寒不凋"的医者丰碑，用执着坚守诠释"松柏常青"的"仁爱仁医"。

"博观而约取，厚积而薄发"，愿本丛书成为广大读者的良师益友，为患者带去希望，为医者增添助力。让我们共同守护人体这座最宏伟的"建筑"，让健康的骨骼撑起每一个生命的风帆，乘风破浪，奋勇前行！

总主编 苏佳灿

2024 年 7 月

前 言

　　《髋关节镜120问》是一本为读者介绍髋关节镜手术的科普书籍。现代医学对于髋关节疾病的认识已经非常深入,但是普通大众对于髋关节镜手术的了解仍然有限。因此,我们编写了这本《髋关节镜120问》,旨在通过问答的形式,深入浅出地介绍髋关节镜手术的相关知识,使读者对这一领域有一个全面的了解。

　　髋痛在很大程度上影响了髋关节撞击综合征、髋臼唇损伤、髋关节发育不良、股骨头坏死等疾病患者的生活质量。在现代医学技术的支持下,髋关节镜手术已经成为治疗髋关节疾病的重要手段之一。本书的目的是帮助广大髋关节疾病患者更加全面地了解髋关节镜手术,包括手术原理、适应证、相关疾病的基本概念以及术后康复等方面的知识,以便更好地应对髋关节问题,提高治疗效果和生活质量。

　　无论您是医务工作者,还是髋关节疾病患者,或是对医学技术感兴趣的普通读者,都可以从本书中获取到有益的信息和知识。在阅读本书时,您将会了解到:髋关节镜手术的发展和现状、髋关节常见疾病的诊断和治疗方法、髋关节镜手术的适应证和禁忌证、手术前的准备和注意事项、围术期的常见问题和术后康复指导。

我们希望通过本书的介绍，能够帮助您了解髋关节镜手术，增强对髋关节疾病治疗的信心，同时也希望本书能够成为您学习和参考的有益工具。

最后，感谢您选择阅读《髋关节镜120问》，希望本书能够为您提供有价值的帮助和启示。

编　者

2024年3月

目 录

第二篇 髋臼唇损伤

第三篇 髋关节发育不良

第四篇 髋关节撞击综合征

第八篇 髋关节镜围术期管理

第九篇 术后康复

第一篇
髋关节镜概述

1 什么是髋关节?

　　髋关节,是一种多轴性球窝关节,由髋臼的月状软骨面和股骨头组成。为了增加髋臼的深度,其周缘附着由一层纤维软骨构成的髋臼唇。髋臼切迹被髋臼横韧带封闭,从而将半月形的髋臼关节面扩展成一个环形,紧密环绕着股骨头。此外,髋臼窝内填满了脂肪组织,这增强了其结构的稳定性。

　　髋关节的关节囊坚固且致密,上端附着在髋臼的周缘及横韧带,下端则固定在股骨颈上。关节囊的前部延伸至转子间线,而

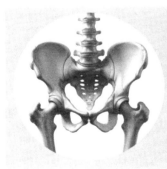
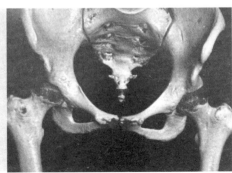

髋关节

后部则包裹着股骨颈的内侧约 2/3 的区域,位于转子间嵴的略上方。

髋关节运动包括屈伸、展收、旋内、旋外及环转运动。屈伸运动是指股骨头沿着其横向轴线进行的前后移动;展收运动则是指股骨头沿着前后轴线的向外或向内移动;而股骨的旋转则是围绕着股骨头与股骨内侧髁之间的轴线进行的。

2 髋关节中央间室和外周间室分别是什么部位?

髋关节是一个球窝关节,它由股骨头和髋臼组成。在解剖学上,髋关节可以分为两个主要部分:中央间室和外周间室。

(1)中央间室:这是髋关节的主要部分,中央间室包括股骨头、髋臼关节面、髋臼唇和圆韧带。这个区域主要承担着身体的重量和运动时的压力。中央间室中的软骨覆盖着股骨头和髋臼的表面,有助于平滑运动和减少摩擦。

(2)外周间室:这部分包括髋关节周围的结构,如股骨颈、滑膜、血管、骨膜、韧带等。外周间室主要负责维持关节的稳定性和协助运动。供应股骨头血液的血管也在外周间室,这个区域也涉及很多软组织结构,这些结构有助于减少关节内部的压力,并提供额外的支持。

这两个间室共同工作,确保了髋关节能够有效地承受身体的重量,并在不同的方向上进行运动。正常情况下,这些间室能够保证髋关节的稳定性和灵活性,但在受伤或罹患疾病的情况下,它们可能会受到影响。

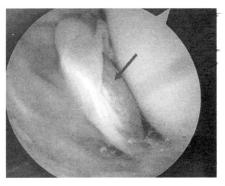

关节镜下观察髋关节中央间室,
箭头所指为圆韧带

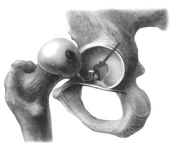

髋关节中央间室和外周间室
示意图,箭头所指为圆韧带

3 髋关节疼痛的常见原因有哪些?

(1)关节炎:最常见的是骨性关节炎和类风湿性关节炎。这些关节炎会导致关节炎症、疼痛和活动受限。

(2)肌腱炎:肌腱是连接骨骼和肌肉的结构。肌腱炎是由于肌腱炎症或过度使用导致的。

(3)骨折:髋部骨折通常发生于老年人,特别是患有骨质疏松的老年人。

(4)滑囊炎:滑囊是减少摩擦的小囊袋,它们位于骨头和软组织之间。当这些囊袋发炎时,会引起疼痛。

(5)肌肉或软组织拉伤:过度使用或突然运动可能会导致肌

肉或软组织拉伤。

（6）髋关节劳损：长时间或重复的活动可能会导致髋关节损伤。

（7）结核病或感染：髋关节结核或其他类型的感染也会导致髋关节疼痛。

（8）坐骨神经痛：压迫或刺激坐骨神经可能导致沿神经路径的疼痛，有时可延伸到髋部。

（9）发育性问题：如髋关节发育不良，这是儿童和青少年的一种常见问题。

4 治疗髋关节疼痛的常用药物有哪些?

（1）消炎镇痛药：对于一般的关节疼痛而言，使用消炎镇痛药效果显著。常用的口服药物包括美洛昔康、塞来昔布和洛索洛芬钠片。这些药物可以有效缓解疼痛并减轻炎症。

（2）营养软骨药物：对于由骨性关节炎引起的关节软骨损伤，硫酸氨基葡萄糖和盐酸氨基葡萄糖等营养软骨的药物显示出良好的效果。这些药物有助于修复和保护关节软骨，从而减缓关节退化的进程。

（3）中成药：中成药以其独特的药效，可通经活络，对疼痛等症状有显著作用，适用于多种关节疼痛情况。

（4）肌肉松弛药：当关节疼痛伴随着周围肌肉紧张时，可使用盐酸乙哌立松片等药物来舒缓肌肉紧张,这对于减轻疼痛有显著帮助。

（5）关节腔注射药物：玻璃酸钠等关节腔内注射药物,对于骨性关节炎、滑膜炎及半月板损伤引起的疼痛有一定的治疗效果。

（6）外用药物：遵医嘱使用活血化瘀、镇痛类的外用药物（如氟比洛芬巴布膏）,可以直接作用于疼痛部位,有效缓解疼痛。

治疗关节疼痛时,患者应在医生的指导下选择合适的药物,并注意药物可能带来的副作用。同时,需要结合适当的物理治疗和改善生活习惯,如适度运动、保持合理体重等,这可以更好地控制和缓解关节疼痛。

5 封闭治疗能缓解髋关节疼痛吗?

对于某些髋关节疼痛疾病,封闭治疗（即关节腔注射）是一种行之有效的方法。特别是对于那些无菌性炎症类的疾病,通常会采用糖皮质激素（如复方倍他米松、地塞米松等）联合局部麻醉药（如利多卡因、罗哌卡因）进行治疗。这类药物可以直接注入髋关节内部,有效地抑制炎症反应,从而缓解疼痛。这种治疗手段能够精确地将药物传递到受损区域,同时降低全身性副作用的风险。

此外,医生有时也会通过注射麻醉药来诊断疼痛的确切来源。如果注射后疼痛得到明显缓解，这有助于确认疼痛的主要原因，为制订后续的治疗方案提供关键信息。因此，封闭治疗对于髋关节疼痛患者来说，可以是一种高效的治疗选择。

然而，需要注意的是，封闭治疗并不适用于所有类型的髋关节疼痛，其效果可能只是暂时性的。同时，这种治疗方法可能伴随着一定的风险，如感染、关节损伤或其他并发症等。因此，在考虑采用封闭治疗前，患者应与医生充分讨论，权衡其利弊。

6 可以反复多次进行关节腔封闭治疗吗？

不建议。原因包括：

（1）副作用：封闭治疗只是一种局部注射药物的方法，通过将药物注入受损的组织中来缓解疼痛和炎症。虽然这种方法可以迅速减轻症状，但同时可能会出现一些严重的副作用，如肌肉萎缩、关节僵硬、神经损伤等。

（2）长期使用可能产生依赖性：如果经常使用封闭治疗，身体可能会对其产生依赖性，导致需要更频繁地使用该方法，才能达到相同的疗效。这不仅会增加医疗成本，还可能导致更多的健康风险。

（3）无法根治疾病：尽管封闭治疗可以在短时间内缓解疼痛和炎症，但它并不能真正地治愈疾病。因此，在某些情况下，即使采用了封闭治疗，病情仍然可能继续恶化。

（4）治疗效果有限：封闭治疗的效果通常仅限于短期缓解症状，并不能从根本上解决问题。对于患有慢性病或其他严重疾病的患者来说，封闭治疗可能只是暂时的解决方案，而并不是长久之计。

 髋关节镜是一个新兴的手术技术吗？

髋关节镜并非是一个全新的手术技术，其历史可以追溯到20世纪初。1931年，Burman首次在尸体上进行了髋关节镜的应用研究。他当时认为髋关节不适合使用关节镜手术，主要是因为髋关节作为一个深部的杵臼关节，具有狭窄的关节间隙和紧张的关节囊，这使得镜下操作十分困难。然而，1939年，TaKagi首次报道了4例髋关节镜手术的临床应用，涉及夏科氏关节（神经性关节病）、结核性关节炎和化脓性关节炎等疾病。但此后长时间未再见其他相关报道，直到20世纪70年代末，髋关节镜的临床应用才重新出现在医学文献中。

随着医疗设备和技术的进步，尤其是MRI检查的引入，对于髋关节疾病的诊断水平有了显著提高，髋关节镜的应用也迎来了快速发展期，其手术指征也得到了相应的放宽。20世纪80年代，Eriksson采用牵引技术，进一步推动了髋关节镜在临床上的应用。尽管如此，与肩关节镜和膝关节镜相比，髋关节镜的发展相对较晚。在国内，开展髋关节镜手术的历史也不足20年。

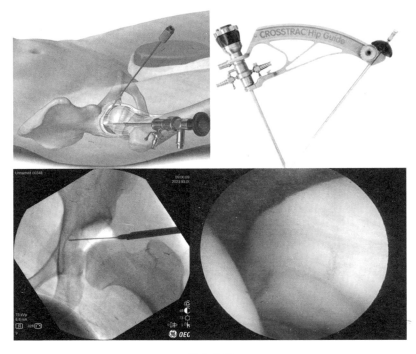

髋关节镜

8 髋关节镜手术的操作步骤有哪些？

髋关节镜手术是一种微创手术技术,其步骤相对精细且技术要求高。通过几个小切口将髋关节镜所需要的镜头和其他手术器械放进髋关节内,接着通过图像传导系统将放大 30 倍后的髋关节内部情况投放至外接屏幕上,以明确探查髋关节内疾病的病变部位及病变程度。通过髋关节镜,术者能够直接看到髋关节内部深层的损伤,以确定损伤部位和损伤程度,同时借助于髋关节镜器械可以直达病损部位,实施微创手术修复。手术过程主要包括以下几个关键步骤:

牵引和准备:首先,患者会接受全身麻醉,并放置在专门的牵引床上。通过牵引患肢,可以扩大髋关节的间隙,为手术提供足够的操作空间。

建立通道:外科医生会在透视机的引导下,在髋关节附近的皮肤上制造几个小切口(通常长度不超过 1 厘米),通过这些小切口建立手术通道。

插入关节镜:通过切口,医生会将一根细小的带有摄像头的管子(关节镜)插入髋关节内。借助关节镜的摄像功能,医生可以直观地观察髋关节内部的情况。

进行诊断和治疗:医生利用关节镜对髋关节的软组织和骨结构进行详细检查。如发现问题(如软组织损伤、骨刺或其他疾病),医生可使用特殊工具进行相应治疗,这些工具也是通过同样的小切口插入。

治疗完成后,医生将移除关节镜和其他工具,随后缝合并包扎切口。

手术后,患者需要一段时间的恢复期,包括物理治疗和逐步增加关节活动范围的训练。

髋关节镜手术的优势在于其微创性,这减少了手术对周围组织的损伤,从而缩短了恢复时间并减少并发症风险。然而,手术的成功在很大程度上取决于外科医生的经验和技术水平。

9 髋关节镜手术的适应证有哪些？

髋关节镜手术可以用于治疗多种髋关节相关的疾病和问题，包括但不限于以下情况：髋关节游离体、髋臼唇撕裂、髋臼或股骨头软骨病变、股骨头坏死、圆韧带断裂或撞击、髋臼发育不良、滑膜疾病、关节囊挛缩症、滑膜软骨瘤病、血液疾病、感染、异物取出、创伤后疾病、骨性关节炎、关节外疾病和顽固性髋关节痛，均可进行髋关节镜手术检查和治疗。有外伤史的患者更适合于髋关节镜诊治。伴有绞锁、刺痛等症状的患者，较单纯关节疼痛或因疼痛而活动受限的患者更适合于做镜下关节清理术。需要注意的是，髋关节镜手术的适应证和治疗方案会根据具体病情和患者的个体差异而有所不同。医生会根据患者的症状、体格检查和影像学结果，来评估是否适合进行髋关节镜手术，并确定最合适的治疗方案。

10 髋关节镜手术的禁忌证有哪些？

髋关节镜手术是一种相对安全的微创手术技术，但仍有一些情况不适合进行髋关节镜手术，以下是一些常见的髋关节镜手术的禁忌证：髋关节强直、严重骨性关节炎、髋关节进行性破坏、邻近前方或外侧入口处皮肤病和溃疡、股骨颈应力骨折、坐骨耻骨支不全骨折及骨质疏松、关节内纤维粘连和关节囊挛缩、关节僵硬者;异位骨形成和严重的髋臼内陷,使关节无法牵开或充盈,关节镜器械无法进入者;创伤或手术造成的髋关节骨与软组织明显的解剖异常;败血症伴有骨髓炎或脓肿形成者;关节牵开受限的疾病;病态肥胖,关节镜器械难以达到关节内,进行手术操作困难者。

需要注意的是,上述禁忌证并非绝对,医生会根据患者的具体情况进行综合评估和决策。如果有髋关节问题,建议咨询专业医生以获取个性化的建议。

11 髋关节镜手术有年龄限制吗?

髋关节镜手术并没有严格的年龄限制,它适用于不同年龄段的患者,尽管在实际应用中最常见的患者群体年龄是 20～50 岁。特别是年轻的运动爱好者,他们因活动频繁,受到运动损伤的可能性更高,所以是主要的手术人群。

对于青少年患者来说,进行髋关节镜手术并不是绝对禁忌。实际上,由于青少年在骨骼发育和运动活动方面的特殊性,有时候可能需要通过髋关节镜手术,来解决特定的髋部问题。

然而,对于年龄较大的患者,关于是否可以进行髋关节镜手术存在一定的争议。这主要是因为,随着年龄的增长,髋部的某些病症,如骨性关节炎,可能不适合通过髋关节镜手术来治疗,这是因为手术效果可能并不理想。但对于年龄较大的患者中的滑膜炎或游离体等问题,髋关节镜手术往往可以取得较为满意的疗效。

综上所述,髋关节镜手术的适应证和是否适合手术应根据患者的具体病情、年龄和整体健康状况来综合决定。

12 髋关节镜下能观察到怎样的解剖结构?

髋关节镜手术提供了一种微创方式来直接观察和评估髋关节内部的多种解剖结构。通过这种技术,医生能够详细地检查髋关节的主要结构:

(1)关节盂和股骨头:髋关节是一个球窝关节,由关节盂(骨盆的一部分)和股骨头(大腿骨上端)组成。关节镜可以帮助检查这些骨头的表面,寻找软骨损伤、关节炎变化、骨刺等异常。

(2)关节软骨:关节镜下可以观察到覆盖在股骨头和关节盂表面的软骨,而软骨的损伤或退化(如骨性关节炎)是髋关节疼痛的常见原因。关节镜能检测到软骨的磨损、撕裂或其他损伤。

(3)髋臼唇:髋臼唇是一种纤维软骨结构,它环绕在关节盂的边缘,有助于增加关节的稳定性。髋臼唇损伤或撕裂是常见的运动损伤,可以通过关节镜检查发现。

(4)滑膜:滑膜是覆盖在关节腔内部,分泌滑液的膜状结构。通过关节镜可以检查滑膜的炎症、增生或病变,如滑膜炎或滑膜软骨瘤病。

（5）肌腱和韧带：关节镜可以评估髋关节周围的肌腱和韧带的状况，如股骨大转子的肌腱损伤或圆韧带的异常等。

（6）关节囊：关节囊是包裹髋关节的结构，可通过关节镜检查其是否有挛缩、炎症或其他损伤。

（7）异物和游离体：关节内的游离体或异物（如碎骨片、软骨片或炎症组织）可通过关节镜直接观察到，并在必要时移除。

（8）其他病变：如股骨头坏死、结核性关节炎等病变也可在关节镜下观察到。

此外，在大粗隆间隙，可以清楚地观察到髂胫束、臀中肌、臀大肌、坐骨神经等。

关节镜手术不仅可以用于诊断，还可用于一些治疗操作，如清理受损的软骨、修复髋臼唇撕裂、去除游离体或异物等。这种手术方式的优点在于创伤小、恢复快，并发症风险低。然而，髋关节镜手术的成功，在很大程度上依赖于执行手术的医生的技术水平和经验。

13 髋关节镜手术有什么优势？

髋关节镜手术是一种微创手术，它的主要优势包括：

（1）创伤小：与传统开放手术相比，髋关节镜手术只需要几个小切口，这可以减少组织损伤。

（2）恢复快：由于手术创伤小，患者的恢复时间通常比传统手术更短。

（3）疼痛较轻：微小的切口和较少的组织损伤，可以使术后疼痛较轻。

（4）住院时间短：许多髋关节镜手术可以在短程病房甚至日间病房完成。

（5）并发症风险降低：由于手术过程中损伤较小，因此产生并发症的风险也相对较低。

（6）精确的诊断和治疗：由于髋关节镜可以提供清晰、放大的关节内视图，这使医生能够更精确地诊断和治疗问题。

总的来说，髋关节镜手术提供了一种微创的方法来诊断和治疗髋关节问题，同时减少了术后并发症的风险，并缩短了患者的恢复时间。然而，如同所有手术一样，它也有相应的风险，因此在决定进行手术之前，患者应该与医生进行充分讨论。

14 与膝关节镜、肩关节镜手术相比较，髋关节镜有何特殊之处？

髋关节镜、膝关节镜和肩关节镜虽然都是关节镜手术，但由于解剖结构和手术目的的不同，它们之间存在着一些特点和差异：

（1）解剖结构：① 髋关节是一个深位的球窝关节，由较厚的肌肉和结构包裹。这使得进入髋关节要比其他关节更为复杂。

② 膝关节是一个较大且较为暴露的关节,手术相对简单。③ 肩关节也是一个球窝关节,但它比髋关节更容易暴露,手术更为容易。

(2) 手术目的:① 髋关节镜常用于治疗髋关节撞击综合征、髋关节滑囊炎、髋关节韧带损伤等。② 膝关节镜常用于治疗半月板撕裂、交叉韧带损伤、关节软骨损伤等。③ 肩关节镜常用于治疗肩袖损伤、冻结肩、肩关节囊炎等。

(3) 技术难度:由于髋关节的深部位置和复杂的解剖结构,髋关节镜的手术技术要求较高,对于医生的经验和技能有较高要求。相对来说,膝关节镜和肩关节镜的手术技术难度较低,但仍需要专业训练才可胜任。

(4) 并发症:由于髋关节镜手术技术难度较大,还可能存在较高的并发症风险,如神经或血管损伤。相比之下,膝关节镜和肩关节镜手术的并发症风险较低。

总的来说,髋关节镜与膝关节镜和肩关节镜相比,由于其特殊的解剖位置和技术难度,使其在手术方法、治疗目的和潜在风险等方面都有所不同。

15 髋关节镜手术需要全麻吗?

髋关节镜手术通常需要全身麻醉。但在某些情况下,也可以选择使用椎管内麻醉。手术的麻醉选择主要取决于以下因素:

(1) 手术的复杂性和预期时间:对于复杂或操作时间较长的

手术更适合使用全身麻醉。由于大多数髋关节镜手术需要牵引，全身麻醉下可以充分放松肌肉，便于术中牵开关节间隙，减少牵引相关损伤。

（2）患者的健康状况：某些患者可能不适合全身麻醉，尤其是那些存在严重的心肺疾病或其他并发症的患者。

（3）患者的偏好：有些患者可能对全身麻醉或局部麻醉有强烈的偏好。

（4）麻醉师的建议：麻醉师会评估患者的健康状况和手术需求，然后提出最佳的麻醉建议。

总的来说，虽然髋关节镜手术通常需要全身麻醉，但最终的麻醉选择应根据患者的具体情况和医生的建议来决定。如果考虑进行髋关节镜手术，建议与麻醉师和外科医生详细讨论，以确定最合适的麻醉方法。

16 髋关节镜手术前应该注意什么？

（1）医疗评估：确保已经完成所有的医疗评估，包括血液检查、心电图及其他必要的诊断检查。

（2）停止服用某些药物：某些药物，如抗凝血药、非甾体抗炎药或某些维生素和补品可能需要在手术前停止使用。具体请根据医生的建议进行。

（3）饮食：通常需要在手术前的夜晚开始禁食和禁水，确保遵循医院或医生的指导。

（4）清洁和准备：按照医生的建议进行身体清洗，特别是手术部位。可能需要使用特定的抗菌皂。

（5）安排术后照顾：由于手术后可能需要一段时间的恢复，确保已经安排了术后的交通和照顾。

（6）避免饮酒和吸烟：在手术前的几天内应避免饮酒，并尽量停止或减少吸烟，以帮助手术愈合和减少并发症的风险。

（7）告知医生任何不适：如果在手术前感到不适，如发热、感染等迹象或其他疾病症状，请务必告知医生。

（8）心理准备：了解手术过程、可能的并发症和术后恢复的期望，这有助于患者从心理上为手术做好准备。

（9）携带必要的物品：准备一些必要的物品，如身份证、医保卡、任何必要的医疗文档和其他个人物品。

最后，确保患者与医生和医疗团队保持良好的沟通，并遵循他们的建议和指导，以确保手术的顺利进行和术后恢复。

 髋关节镜手术的效果如何？

髋关节镜手术的疗效取决于病情诊断、医生经验、康复训练等多个方面。术前需要充分和医生进行交流。对于诊断明确、适合髋关节镜的患者，通过有经验的关节镜手术医生的治疗，80%～90%的患者对手术效果满意。这种手术通常具有以下效果和优点：

（1）微创性质：与传统的开放手术相比，髋关节镜手术是通过小切口进行的，这意味着手术创伤更小，恢复时间更短。

（2）减少疼痛和恢复时间：由于手术创伤较小，术后疼痛较轻，并且恢复时间更短。

（3）提高诊断准确性：髋关节镜手术允许医生直接观察关节内部，可以更准确地做出诊断。

（4）治疗多种髋关节疾病：髋关节镜手术可以治疗多种髋关节疾病，包括软组织损伤、髋臼撕裂、关节软骨损伤、游离体、髋关节炎等。

（5）减少关节损伤的风险：由于髋关节镜手术采用精细的技术和工具，因此减少了对周围健康组织的损伤风险。

然而，髋关节镜手术的效果也受到多种因素的影响，如患者的整体健康状况、关节损伤的程度及手术后的康复和物理治疗。手术成功率通常很高，但与任何手术一样，也存在一定的风险和并发症，如感染、神经损伤或手术区域的血肿形成。总的来说，髋关节镜手术是一种行之有效的治疗方法，但最终的治疗效果取决于多种因素，包括手术本身的复杂性和患者的个体差异。

18 髋关节镜手术有风险吗？

尽管髋关节镜手术通常被认为是相对安全的，但它并非没有任何风险。这种手术的典型风险包括感染、周围神经和血管的损伤，以及术后疼痛未能完全缓解。由于髋关节镜手术的独特性，其对损伤髋关节、腹股沟及大腿周围的某些特定神经存在着额外的风险。

在手术中，由于患者需要保持特定的体位，腹股沟区域的某些神经可能会受到影响，导致该区域的感觉暂时改变或出现麻木。虽然这种情况并不常见，并且多数情况下，会在几天到几周内自行恢复，但它的发生还是与手术时的体位、手术持续时间及使用的牵引力量有关。

另一个潜在风险是，在置入手术器械时，大腿上的一个小神经网络可能受到刺激或割伤，这可能会导致大腿部分区域出现暂时性或永久性的麻木。

值得注意的是，这些风险在经验丰富的外科医生手中，可以被最大程度地降低。通过精心规划手术步骤、仔细操作及细致的术后管理，这些并发症的发生率是可以大大减少的。总的来说，尽管髋关节镜手术具有一定的风险，但在专业的医疗团队和合适的医疗条件下，这些风险都是可以被有效控制的。

19 髋关节镜手术的切口大吗？

髋关节镜手术以其微创性而受到推崇，这种手术技术通常只需要 2～4 个约 1 厘米长的小切口，在大多数情况下，仅需 3 个这样长度的切口便可顺利完成手术。这些切口一般位于比基尼线附近,因而对患者的外观影响极小。

微创手术的一个显著优势,是对患者的身体损伤较小。同时,手术过程中的出血量通常较小,对周围解剖结构的干扰和改变也相对较小。因此,患者在术后所经历的应激反应较轻,通常表现为较轻微的术后疼痛症状。在大多数情况下,患者无须强效镇痛处理。只有少数情况下,患者可能需要口服镇痛药。

总的来说,髋关节镜手术的微创特性不仅减轻了患者的疼痛和术后恢复的负担,同时也最大限度地减少了对患者外观的影响,从而使这种手术成为了解决髋关节问题的一种高效且美观的选择。

 20 髋关节镜手术后局部为何会肿胀?

髋关节镜手术后局部肿胀是一个相对常见的现象,其原因主要有以下几点:

(1)组织创伤:尽管髋关节镜手术是一种微创手术,但它仍然会对关节周围的组织造成一定程度的创伤。事实上,任何手术都可能会导致切口和操作区域的组织受损,导致局部炎症反应,从而引起肿胀。

(2)关节灌洗液积聚:在髋关节镜手术过程中,为了保证手术视野清晰,通常会向关节内注入灌洗液。手术结束后,部分灌洗液可能会残留在关节或周围组织内,导致肿胀。

（3）出血:手术过程中可能会有微小的血管受损,导致出血。这些出血可能在关节内积聚或扩散到周围组织,引发肿胀。

（4）炎症反应:手术造成创伤后,体内会启动炎症反应,释放大量的炎症介质。这些炎症介质会增加血管的通透性,使得液体更容易渗出到组织间隙,从而导致肿胀。

（5）淋巴液滞留:手术可能影响淋巴管的正常功能,导致淋巴液在手术区域滞留,进一步加重肿胀。

大多数情况下,髋关节镜手术后的肿胀只是暂时的,并会在几天或几周内逐渐消退。然而,如果肿胀持续、加重或伴有其他症状(如剧烈疼痛、发红、发热等),应及时就医,以排除感染、血肿或其他并发症。

21 髋关节镜手术前需要做哪些检查？ 自己之前的影像学检查结果可以用吗？

在进行髋关节镜手术之前,需要进行一系列的预手术检查,以确保手术的安全性和有效性。这些检查包括:

（1）常规检查:患者需要完成一些标准的预手术检查,如心电图、血常规、肝肾功能、电解质平衡和凝血功能检查。这些检查是为了评估患者的一般健康状况和手术风险。

（2）特定的影像学检查:根据患者的具体病情,可能需要进行特定的影像学检查。例如,对于髋关节撞击综合征患者,需要进行特殊体位的 X 线检查（如骨盆正位和 Dunn 位）以及单侧髋关节的 MRI 检查。

患者之前在其他医院进行的影像学检查结果可以作为参考，但需要注意的是，特殊检查（如 Dunn 位 X 线检查和单侧髋关节 MRI 检查）通常需要有经验的医生和放射科医生共同配合来完成。因此，有时在当地医院进行的检查可能需要重新进行，以确保检查的准确性和质量。

需要指出的是，MRI 检查和 CT 检查的质量可能因医院设备和技术水平的不同而有所差异。尽管重新进行检查可能会增加患者的经济负担，但为了确保诊断的准确性和手术的成功，这一步骤往往是必要的。

总之，髋关节镜手术前的检查旨在全面评估患者的健康状况，并提供手术所需的精确诊断信息。患者应该遵循医生的建议，完成所有必要的检查，以确保手术达到最佳效果。

22 髋关节镜手术能治疗骨软骨损伤吗？

髋关节镜手术，作为一种微创的医疗方法，能够有效治疗髋关节的多种疾病，包括骨软骨损伤。该手术在治疗骨软骨损伤方面主要承担以下几个关键任务：

（1）诊断损伤：髋关节镜为医生提供了一种直接观察髋关节内部的手段，从而能够准确地确定损伤的具体位置和严重程度。

这一步骤对于制定后续治疗计划至关重要。

（2）清除受损组织：利用专门的手术工具，医生可以去除受损的软骨或其他组织。这一步骤旨在清理损伤区域，为软骨的愈合或修复创造更好的条件。

（3）软骨修复：在一些情况下，医生可以进行软骨的修复或重建。这可能包括利用组织工程技术或移植手术来促进软骨的再生和修复。

23 锚钉以后要取出吗？ 不取有什么影响吗？

在骨科手术，尤其是髋关节镜手术中，锚钉的使用主要旨在修复软组织损伤，如髋臼唇撕裂。这些锚钉通常由具有良好生物相容性的材料制成，如聚醚醚酮或钛合金。

特别是在髋关节镜手术中，聚醚醚酮材质的带线锚钉被广泛应用于髋臼唇损伤的修复。聚醚醚酮材料具有卓越的生物相容性、高纯度和化学惰性，以及与人体骨骼相似的弹性模量，被誉为继钛合金后的新一代骨科植入材料。这种材料在注塑加工后，可适用于全身关节的软组织损伤修复。

聚醚醚酮锚钉的特点使其可以被永久植入骨内，一般情况下，聚醚醚酮锚钉极少引发排斥反应，因此，这些锚钉通常无须取出。仅在特殊情况下，如外伤、关节进一步磨损、锚钉出现松动或移位时，才可能需要将其取出。

由于现代锚钉材料具有高度的生物相容性和耐久性,使得它们能够在体内长期稳定存在,很少引起身体的排斥反应或感染。这些材料的耐用性和稳定性也使得它们能够长期承受身体活动中产生的应力和压力。

不过,虽然罕见,锚钉在极少数情况下还是会导致感染,或者出现松动或移位等,这可能需要医疗干预,如再次手术来调整或移除锚钉。但总体来说,聚醚醚酮锚钉在髋关节镜手术中提供了一种长期且稳定的修复方案,这大大降低了因植入物问题而需进行再次手术的风险,同时它们的设计使其可以安全地长期留在体内。然而,患者仍需进行定期复查,以确保植入物的状态良好,及时发现并处理可能出现的并发症。

24 髋关节镜手术后可以进行剧烈运动吗?

髋关节镜手术后能否进行剧烈运动,这取决于多个因素,包括手术的种类、个人恢复情况以及医生的具体建议。以下是一般的指导原则:

(1)术后恢复期:在手术后,通常会有一个恢复期,期间需要避免剧烈运动。这个时间段可以从几周到几个月不等,具体取决于手术的复杂程度和个人恢复速度。

(2)逐步恢复运动:恢复期间,医生通常会建议逐步增加活动量。开始时可以做一些强度较低的运动,如步行或温和的伸展运动,然后逐渐过渡到更剧烈的运动。

（3）物理治疗：许多患者在手术后需要进行物理治疗,以帮助恢复关节功能和强度。物理治疗师会根据个人情况提供个体化的康复计划。

（4）遵循医生建议：医生会根据手术结果、患者恢复进度和个人健康状况来建议何时可以开始进行更剧烈的运动。

（5）逐步增加强度：即使医生允许进行剧烈运动,也应该逐步增加运动强度,以避免突然增加负担,导致关节受伤。

总之,在考虑进行剧烈运动前,务必咨询医生或物理治疗师,他们会根据患者的具体情况,给出最合适的建议。需要注意的是,每个人的恢复过程都是独一无二的,因此遵循康复计划至关重要。

25 是否可以双侧同时进行髋关节镜手术?

髋关节镜手术在理论上是可以在双侧同时进行的,但这种做法并不常见,原因包括:

（1）手术风险和复杂性：同时进行双侧手术会增加手术时间和复杂性,从而增加手术风险,如感染、出血或麻醉相关的并发症。

（2）术后恢复挑战：若同时进行双侧髋关节镜手术,会导致术后恢复更为困难。因为两侧髋关节都处于恢复阶段,这使得患者可能会在行走、保持平衡和日常活动中遇到更大的挑战。

（3）康复时间可能更长：双侧同时手术的患者可能需要更长的时间来恢复到正常活动水平。

（4）潜在的复合并发症风险：进行双侧手术可能会增加并发症的风险，包括血栓形成等。

因此，大多数情况下，即使两侧髋关节都需要手术，医生也很可能建议分两次进行，以减少风险，并更好地管理术后恢复。但最终手术方案应根据患者的具体健康状况、医生的评估及患者的个人偏好来确定。

26 髋关节镜手术是否会影响未来的髋关节置换手术？

髋关节镜手术通常不会对未来进行的髋关节置换手术产生负面影响。相反，髋关节镜手术通常被视为一种保守治疗方法，旨在延缓或避免进行髋关节置换手术。以下是一些治疗关键点：

（1）早期干预：髋关节镜手术通常用于治疗早期关节问题，如软骨损伤或髋关节撞击综合征。通过解决这些早期问题，这种手术可以帮助延缓关节退化的过程，可能会推迟或避免未来需要进行髋关节置换手术的情况。

（2）微创性质：髋关节镜手术是一种微创手术，相比于传统的开放手术，它对周围组织的损伤较小。这意味着即便未来需要进行髋关节置换手术，周围的组织和肌肉结构也将更加健康，这可能有助于手术的成功和恢复。

（3）手术决策：如果髋关节的损伤已经相当严重，医生可能会直接推荐进行髋关节置换手术，而不是髋关节镜手术。这种决策是基于患者的具体情况和关节的损伤程度来定的。

（4）长期影响：尽管髋关节镜手术不太可能对未来的髋关节置换手术产生直接的负面影响，但患者的整体健康状况、关节的状况及术后康复情况都会影响到未来关节置换手术的需要和时机。

总的来说，髋关节镜手术旨在改善当前的关节功能，减轻症状，并尽可能延缓关节退化的进程。它不应被视为对未来可能进行的髋关节置换手术的障碍。

27 髋关节镜手术会影响怀孕吗？

髋关节镜手术通常不会直接影响怀孕的能力或怀孕过程。这项手术主要针对的是髋关节的问题，与生殖系统无关。然而，有几个因素需要考虑：

（1）术后恢复：髋关节镜手术后，需要一段时间的恢复。在这段时间内，可能需要避免某些活动，包括性活动，直到医生认为安全为止。这可能暂时影响怀孕计划。

（2）麻醉和药物：手术中使用的麻醉药物和术后的镇痛药可能会对怀孕有影响。如果患者计划怀孕，应该在手术前和手术后与医生详细讨论这些药物的使用。

（3）体力恢复：由于术后恢复需要时间，这可能影响患者的体力，进而影响怀孕计划。

（4）怀孕期间的关节压力：如果患者在手术后不久怀孕，随着怀孕期间体重的增加，可能会对髋关节产生额外的压力。这可能会影响手术恢复。

（5）咨询医生：如果患者正在考虑怀孕或已经怀孕，又需要进行髋关节镜手术，这时需要与骨科医生和妇产科医生沟通。他们可以提供有关手术时机和怀孕计划的具体建议。

总之，髋关节镜手术本身并不会影响怀孕，但术后的恢复和相关药物的使用可能需要慎重考虑。因此，与医生讨论个人的医疗情况和计划是非常重要的。

第二篇
髋臼唇损伤

28 什么是髋臼唇?

髋臼唇是位于髋关节的一种环形的软组织结构。它围绕在髋臼的边缘,是由厚密的纤维软骨组成的。髋臼是骨盆的一部分,形状像一个深杯或窝,而髋臼唇则像一个圆环,凭借髋臼边缘的潮线和钙化层与骨性髋臼紧密结合,位于髋臼前上后 3/4 处,在髋臼切迹处与髋臼横韧带相延续。髋臼唇的横断面大部分呈三角形,包括关节软骨面、关节囊面和游离缘;部分髋臼唇横断面呈圆形、扁平形和不规则形。

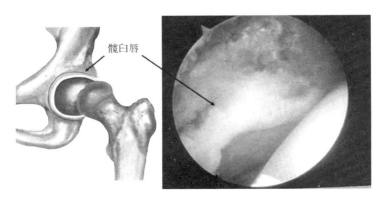

髋臼唇

29 髋臼唇由哪些组织构成?

（1）纤维软骨：髋臼唇主要由纤维软骨组成，这种组织比普通软骨更加坚韧，能够更好地承受压力和张力。

（2）胶原纤维：这些纤维可以提供额外的强度和灵活性，使髋臼唇能够适应髋关节运动时的变形。

（3）弹性纤维：这些纤维增加了髋臼唇的弹性，使其在髋关节活动时能够顺利恢复其原始形状。

（4）血管和神经：髋臼唇含有少量的血管和神经，可以提供营养并感应疼痛。

30 髋臼唇的生理功能是什么?

髋臼唇的生理功能主要包括：

（1）稳定性：髋臼唇增强了股骨头和髋臼之间的关节稳定性，因为它加深了髋臼，使得股骨头能更稳固地嵌入其中。

（2）润滑与减震：髋臼唇有助于关节润滑，因为它能够保持关节液，即润滑关节的液体。同时，它也起到了一定的减震作用，能够减少行走或跑跳时产生的冲击力。

（3）压力分配：髋臼唇有助于分散压力，减少关节软骨承受的压力。

（4）密封圈效应：髋臼唇维持髋关节内关节液的进出平衡，同时维持关节腔负压作用，故又称之为"密封圈"效应。

受伤时，髋臼唇可能会出现撕裂或其他损伤，这会导致疼痛和关节活动受限。髋关节镜手术常用来诊断和治疗髋臼唇的损伤。

31 髋臼唇损伤的原因有哪些？

髋臼唇损伤常见于髋关节撞击综合征、髋关节发育不良、外伤性髋关节脱位及运动引起的损伤等情况。

髋关节撞击综合征是青壮年发生髋部疼痛的常见原因之一。它是由股骨头颈部异常骨性突起或者髋臼过度覆盖股骨头而导致髋关节活动时两者发生异常接触或碰撞，进而损害骨头、关节软骨和髋臼唇。值得注意的是，髋关节撞击综合征也可能出现在髋部解剖结构正常或接近正常的人群中，尤其是在进行超过生理极限运动的运动员中，如跨栏运动员。

髋关节发育不良是指髋臼对股骨头覆盖不足，导致髋关节不稳，髋臼边缘异常应力集中，这时，髋臼唇常遭受损伤，特别是在外上部。

外伤性髋关节脱位通常由高能量损伤引起。在脱位过程中，股骨头对髋臼缘撞击或者髋臼唇承受异常剪切应力都可能导致髋臼唇损伤。

运动员，特别是足球和田径运动员，经常因髋臼唇损伤而就诊。这类损伤多由长期、大量的过度髋关节屈伸及内外旋活动所引起，对髋臼唇造成慢性损害。

32 髋臼唇损伤有什么症状？

髋臼唇损伤的主要症状包括腹股沟前方疼痛，尤其是长时间站、坐或行走时加重。疼痛还可位于髋关节外侧、大腿前侧、臀部等，甚至可以放射至大腿、膝关节，甚至脚踝，女性也可伴有盆底疼痛。部分患者可能伴有关节弹响或绞锁等机械症状，其原因是撕裂的髋臼唇嵌入关节间隙，阻碍了关节活动。除疼痛这一最常见的症状外，往往还有其他表现，如可能会听到或感觉到髋关节发出点击、捻动或锁定的声音。由于疼痛和不适，行走可能会变得困难，甚至活动范围受限，特别是在髋部内旋和屈曲方面。随着病程延长，髋关节逐渐僵硬，尤其是在长时间坐着或刚起床时。在站立或行走时，患者可能感觉髋关节不稳定或松动。

33 髋臼唇损伤后为什么会疼痛？

研究表明，人体的髋臼唇含有丰富的神经末梢，这些神经末梢分布于髋臼唇的不同层次。表层分布较少，呈现出不均匀且无规则的分布模式。在这些神经末梢中,有各种自由神经小体和自由神经末梢,它们对疼痛和身体感觉有着敏锐的反应。因此,当发生髋关节撞击综合征、髋臼唇损伤或撕裂等疾病时,类似于膝关节半月板损伤,疼痛也随之产生。

髋臼唇的这些神经末梢对疼痛的敏感性解释了为何髋臼唇损伤会引起明显的不适。这是因为受损的髋臼唇会触发这些神经末梢,导致疼痛信号的产生,从而引发痛感。这种痛感不仅限于髋部,有时还可能放射到大腿和腰部。因此,对于髋关节疼痛的治疗,医生会特别关注髋臼唇的状况,并会根据具体情况选择合适的治疗方法。

34 髋臼唇损伤患者的哪些体格检查会有异常?

(1)疼痛:在进行特定的动作或测试时,如做髋关节屈曲和内旋动作时,患者可能会感到髋关节的疼痛。这是最常见的症状之一。

(2)活动范围受限:患者的髋关节可能无法完全活动,特别是在髋关节内旋和屈曲时。

(3)异响:在髋关节活动时,可能会听到点击声或是觉得髋关节有异响,尤其是在髋关节进行特定的动作如屈曲、内旋或外展时。

(4)触痛:在对髋关节施压时,特别是在髋臼前方,患者可能会感到疼痛。

（5）走路姿势异常：由于疼痛或活动范围受限，患者的步态可能会出现异常。

（6）特殊的体格检查测试呈阳性：① 屈曲内收内旋试验。患者仰卧，将患侧膝关节向胸部屈曲，同时内旋和加压髋关节，如果此动作引发疼痛，则此试验为阳性，提示髋臼唇可能存在损伤。② 屈曲外展外旋试验。患者仰卧，将受影响的腿放在对侧腿的膝关节上形成"4"的形状，然后轻轻向下压迫受影响的膝关节。如果这个动作会导致疼痛或者受影响的膝关节不能与对侧膝关节平行，则可能提示髋臼唇损伤。

35 生活中如何自我识别髋臼唇损伤？

在日常生活中，自我识别髋臼唇损伤的征兆是很重要的，因为早期诊断可以防止进一步的损伤和并发症。髋臼唇损伤的患者通常在症状初期只会感到轻微的髋部屈伸疼痛。这种疼痛在活动时或长时间坐着后可能会加剧，但在休息后通常又会有所缓解。

随着髋臼唇损伤的加剧，患者可能会经历更明显和具体的症状。例如，髋关节可能会发出"咔嗒"声，这种声音是由于关节弹响或绞锁引起的。

另一个常见的症状是，患者会自觉髋关节僵硬或活动受限，特别是在做屈曲和内旋动作时。患者可能在行走过程中,突然感到髋关节屈伸不能,进而影响继续走路。在某些情况下,还可能出现腿部无力等症状。髋臼唇损伤的患者通常会有髋关节活动范围受限的情况,最典型的表现是屈曲、内旋和(或)内收活动受限。

值得注意的是,这些症状并不是诊断髋臼唇损伤的绝对指标,因为它们也可能与其他髋关节疾病相关。因此,如果出现上述症状,建议及时寻求专业医疗意见,进行适当的检查和诊断。早期诊断和治疗不仅有助于缓解症状,还可以防止疾病的进一步发展。

36 髋臼唇损伤的影像学表现有哪些?

在 MRI 图像上,正常的髋臼唇是附着在髋臼缘的均匀、三角形状的低信号区域。当髋臼唇发生损伤时,会在其实质内出现高信号,这种高信号可能累及关节面或关节囊面。髋臼唇损伤最常见的部位是在髋臼唇与关节软骨的交界处,大约 90% 的损伤都发生在髋臼的前上部。

在常规的 MRI 检查中,髋臼唇损伤的诊断阳性率并不高。目前,除了关节镜检查外,磁共振关节造影(MRA)是诊断髋臼唇损伤最敏感和最特异的方法,被认为是该诊断的"金标准"。

当髋臼唇发生损伤时,液体或滑膜可能会渗入损伤处,造成

MRI 图像上原本低信号的髋臼唇内出现高信号。髋臼唇损伤通常发生在前髋臼唇的上部和外上部,而后髋臼唇的损伤则相对罕见。

具体来说,在 MRI 检查中,髋臼唇损伤的表现包括:① 髋臼唇基底或髋臼唇内出现异常高信号;② 髋臼唇移位;③ 髋臼唇边缘形态不规则;④ 髋臼唇旁或髋臼唇内出现囊肿(即髋臼唇周围或内部的囊状液体信号),这些都是髋臼唇损伤的迹象。

37 什么是单髋 MRI? 和双髋 MRI 有什么区别?

单髋 MRI 与双髋 MRI 的区别在于 MRI 扫描范围和精细度的不同。普通髋关节 MRI 检查为双髋 MRI,通常进行标准的横断面、矢状面、冠状面扫描,扫描范围较大,同时显示双侧髋关节,甚至显示整个骨盆,但缺点是不够精确,软组织损伤细节显示不足。主要用于股骨头坏死(多双侧发病)、骨和软组织肿瘤、盆腔内病变等的诊断。

单髋 MRI 的扫描范围较小,仅对单侧髋关节进行扫描,但精准度较高。不同于双髋 MRI,单髋 MRI 的扫描序列和方向更复杂,一般会进行轴位+冠状位+斜矢状位+斜冠状位+360°放射扫描。对于髋臼唇损伤患者,能清楚显示髋臼唇的撕裂程度,单髋 MRI 主要用于检查髋臼唇损伤和髋关节撞击综合征的患者。

38 髋臼唇损伤如何分期?

正常髋臼唇在 MRI 图像上显示为三角形区域,呈低信号,边缘光滑。

髋臼唇损伤分级主要是按照 Czerny 提出的髋臼唇损伤分期方法:

ⅠA 期:髋臼唇内可见高信号,但是未达关节面;ⅠB 期:髋

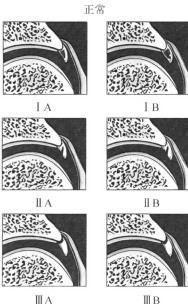

正常

ⅠA   ⅠB

ⅡA   ⅡB

ⅢA   ⅢB

臼唇增厚。

ⅡA期：髋臼唇内可见高信号，并且累及关节面；ⅡB期：髋臼唇增厚。

ⅢA期：髋臼唇与髋臼缘分离，髋臼唇仍然保持正常三角形形态；ⅢB期：髋臼唇与髋臼缘分离，髋臼唇增厚，信号异常。

39 如何预防髋臼唇损伤？

（1）增强肌肉力量和灵活性：加强大腿和臀部肌肉的力量可以帮助支撑髋关节，减少对髋臼唇的压力。此外，通过伸展和柔韧性训练，增加髋关节和周围区域的灵活性也很重要。

（2）正确的运动技巧：无论是日常运动还是专业训练，使用正确的运动技巧都很重要。这包括避免突然的、剧烈的方向改变，以及确保在运动中保持良好的姿势和平衡。

（3）避免过度使用：长时间进行高强度或重复性的活动可能会增加髋臼唇损伤的风险。因此，合理地规划训练和休息时间，避免过度使用髋关节是很重要的。在日常生活中，应尽量避免重复性的髋关节活动，以及超过生理角度的髋关节活动，如瑜伽、高难度的舞蹈等。在运动前要充分地热身，尽量避免过度拉伸、深蹲、劈叉等增加髋关节损伤可能性的动作，同时要锻炼髋关节周围肌群，避免久坐、盘腿坐时间太长。

（4）使用合适的运动装备：穿着合适的鞋子和使用正确的运

动装备可以有效减少髋关节受到的冲击和压力。

（5）逐渐增加训练强度：如果你是运动新手或正在尝试新的运动形式，要注意逐渐增加训练的强度和持续时间，而不是突然增加。

（6）保持健康体重：过重可能会增加髋关节的压力和损伤风险，因此维持健康体重对预防髋臼唇损伤也是很有帮助的。

（7）专业指导：在进行任何新的或高强度的运动之前，咨询物理治疗师或运动训练师，可以帮助患者选择适合自己的运动类型，并确保正确的训练方法。

 髋臼唇损伤后能自愈吗？

髋臼唇损伤后是否能自愈取决于损伤的程度和类型。轻微的髋臼唇损伤在适当的休息和保守治疗下是有可能自愈的，但严重或复杂的损伤可能需要进行外科手术治疗。

保守治疗包括：① 休息，避免加重损伤的活动，如负重运动、长跑、爬山、上下楼梯、深蹲等。② 冷敷，外伤性的髋臼唇损伤，在急性期可以通过冷敷减轻炎症和疼痛。③ 物理治疗，适当的物理治疗可以改善局部血液循环，促进愈合。增强肌力训练可以改善关节稳定性，促髋臼唇损伤的修复。④ 药物治疗，如使用非甾体抗炎药可以减轻疼痛和炎症。

如果损伤严重或保守治疗无效，则可能需要进行手术治疗。

手术通常涉及修复或重建损伤的髋臼唇。最终,髋臼唇损伤能否自愈及选择何种治疗方法,应由医生根据个人的具体情况进行评估和建议。如果怀疑自己有此类损伤,建议及时就医以进行诊断和治疗。

41 髋臼唇损伤在什么情况下需要手术治疗?

如果经过保守治疗效果不佳或本身症状严重的患者,可以考虑手术治疗,常见的有以下情况:

(1)严重的症状:如果患者经历剧烈疼痛或关节功能严重受限,这通常提示需要更积极的治疗方法,如手术。

(2)保守治疗无效:如果通过物理治疗、药物治疗或其他非手术方法均未能有效缓解症状,可能需要考虑手术。

(3)撕裂程度严重:若通过影像学检查(如 MRI 检查)发现髋臼唇撕裂严重,则建议手术治疗。

(4)合并其他髋关节问题:如果髋关节还存在其他问题,如股骨头或髋臼形态异常,可能需要手术同时解决这些问题。

(5)运动员或对关节功能要求高的个体:对于运动员或是那些对关节功能有较高要求的人群,手术可能是较好的选择,以便尽快恢复到较高水平的活动。

手术治疗可以选择关节镜手术。随着微创技术的发展,髋关节镜手术已经相对成熟,相比传统开放手术来说,髋关节镜下的髋臼唇损伤修复术具有伤口小、恢复快、重返运动概率大的优点，手术效果更好，患者也更易接受。

 髋臼唇损伤的保守治疗方法有哪些?

（1）健康教育：使患者了解髋臼唇损伤的病因、临床表现、治疗方案及预后。

（2）改变生活方式：控制体重，控制活动量、避免上下楼、深蹲、爬山、负重及髋关节的大幅度运动。减少或避免引起疼痛的活动，特别是重复性的旋转或负重动作。

（3）康复锻炼：在专业的物理治疗师指导下进行一系列的康复锻炼，旨在增强髋关节周围肌肉，改善关节稳定性和活动范围，如臀中肌、股四头肌力量训练，使肌肉力量增强，可增加髋关节的稳定性，避免髋臼唇损伤加重。

（4）药物治疗：包括口服营养软骨药物、促进软组织修复药物、消炎镇痛药物，髋关节腔注射药物。

（5）物理治疗：物理治疗可以帮助加强周围肌肉，改善关节稳定性和功能。短波、超短波、磁疗对促进局部血液循环有一定效果。此外，还可根据情况使用冷敷或热敷来减轻疼痛和肌肉紧张。

43 封闭治疗能治疗髋臼唇损伤吗？

封闭治疗即关节腔注射，特别是类固醇激素注射，可以被用来减轻疼痛和炎症。然而，这种治疗主要是针对症状性的治疗，它可以暂时缓解症状，但无法修复损伤的髋臼唇。此外，类固醇激素注射可能会产生副作用，如关节损伤、感染风险增加、皮肤变薄和血糖升高。

在某些情况下，医生可能会考虑使用透明质酸或其他生物制剂如富血小板血浆的关节腔注射，这些注射旨在改善关节润滑和功能并减轻症状。然而，这类治疗的效果在不同患者间可能存在差异。

44 PRP 是什么？ 对髋臼唇损伤有用吗？

PRP，全称为富血小板血浆（platelet rich plasma），这是一种在医疗和美容领域颇受欢迎的治疗方法。它涉及提取患者自身的血液，然后通过离心分离出血小板，然后将这些血小板集中在一小部分血浆中，从而形成了富含血小板的血浆。

血小板是血液中的一种细胞，主要负责血液凝固和伤口愈合作用。它们含有大量的生长因子，这些生长因子可以刺激细胞增生、加速伤口愈合、促进新血管的生成和组织再生。

PRP 治疗的步骤通常包括：

（1）血液抽取：从患者体内抽取一定量的血液。

（2）离心处理：将抽取的血液放入离心机中，以分离出血液成分。

（3）提取 PRP：从离心处理后的血液中提取富含血小板的部分。

（4）重新注射：将提取的 PRP 注射回患者体内。

PRP 治疗已经被广泛应用于骨科，包括用于治疗关节炎、肌腱损伤、韧带损伤等。

PRP 治疗的优点是使用患者自身的血液，因此降低了过敏反应和排斥反应的风险。然而，它的效果和适用性可能因人而异，目前对于其治疗效果的科学证据还在不断积累中。在考虑选择 PRP 治疗前，患者应咨询医生，以评估其适用性和潜在风险。

45 髋臼唇损伤了是切除还是补？ 如何补？

在治疗髋臼唇损伤时，医生会根据患者的具体情况来决定是进行缝合修复还是部分切除。做决策前需要考虑损伤的严重程度，患者的年龄、整体健康状况及日常活动水平等多种因素。由于每个患者的情况都是独一无二的，因此最佳的治疗方案也会因人而异。

在髋关节撞击导致的髋臼唇损伤中，如果髋臼唇撕裂较新且组织质量良好,常规治疗方法是通过缝合固定手术使髋臼唇得以修复,目的是恢复其原有的解剖位置和功能。这种修补方法旨在保留尽可能多的原始结构,以期望达到最佳的恢复效果。

然而,对于那些损伤时间较长、组织质量较差的髋臼唇,其自我愈合的能力可能相对较弱。在这种情况下,医生可能会推荐进行修整或部分切除手术,以减轻疼痛和改善功能。这种方法通常用于那些无法通过缝合恢复的损伤,其目的是去除损伤部分,从而减少关节内的异常接触和炎症。

这两种手术方法如果能正确选择和执行,通常都能取得令人满意的治疗效果。在多数情况下,缝合修复是主流的治疗方法,因为它旨在保持髋臼唇的完整性和功能,这对于维持髋关节的长期健康至关重要。通常情况下,医生会根据手术前的详细评估和影像学检查来制订最合适的治疗方案。

第三篇
髋关节发育不良

46 什么是髋关节发育不良？

髋关节发育不良，也被称作发育性髋关节脱位，是在儿科骨科中非常普遍的一种疾病，其特点是髋关节的结构在儿童生长过程中未能正常发育。这种疾病在新生儿中的发病率大约是1‰，其中女婴的患病风险大约是男婴的6倍，左侧髋关节受影响的概率约为右侧的2倍。值得注意的是，双侧受累的情况大概占到了35%。

髋关节发育不良的范畴较广，包括完全的髋关节脱位、半脱位状态，以及髋臼本身的发育不良。这个术语相对于以往所用的"先天性髋关节脱位"而言，更全面地涵盖了与髋关节相关的各种异常。虽然髋关节发育不良的确切病因尚未完全明了，但研究提示，它可能与多种因素相关，包括遗传、母体子宫内环境（如子宫狭窄或羊水减少）以及胎儿在子宫内的位置（特别是臀位）。另外，作为头胎的婴儿发病率也相对更高。

及早识别和治疗髋关节发育不良至关重要，因为早期干预有助于纠正髋关节的异常，并可防止随着儿童成长可能会出现的行走困难和长期的关节问题。医生通常会通过体格检查和影像学检查，如超声检查或 X 线检查，来诊断髋关节发育不良，并根据病情的严重程度来制订治疗计划。治疗方法可能包括使用支撑装置来稳定和引导髋关节的正常发育，或者在更严重的情况下，选择进行手术干预。

47 髋关节不稳是什么意思？

髋关节不稳是指髋关节在正常活动或负重时不能保持其正常的解剖位置，导致髋关节容易脱位或半脱位。这种情况可能是由多种原因造成的，包括先天性因素（如髋关节发育不良）、创伤、过度使用或关节周围肌肉和软组织的病变。

髋关节不稳的原因包括：

（1）先天性因素：如髋关节发育不良，就是一种先天性的髋关节结构异常。

（2）创伤：由于摔倒、运动损伤等导致的髋关节受伤，这可能导致韧带撕裂或关节脱位。

（3）过度使用：频繁的高强度活动可能会导致髋关节的过度磨损和软组织损伤。

（4）肌肉和软组织的病变：如肌肉无力、髋关节周围软组织的松弛或损伤、圆韧带损伤、医源性关节囊破损等也可能导致髋关节不稳。

髋关节不稳的常见症状包括：髋部疼痛或不适，尤其是在活动或负重时。关节感觉松动或有"脱位"感，甚至走路时髋部可发出"咔嗒"声。

对于轻度的髋关节不稳可以采取保守治疗，包括物理治疗、肌肉强化训练、减重和使用镇痛药。如果保守治疗效果不佳，或者症状持续反复，则应考虑采取手术治疗，如通过髋关节镜手术修复受损的软组织或进行髋关节重建。

48 髋关节发育不良如何分型？

髋关节发育不良临床分型的目的在于，通过对畸形严重程度的分类，选择相应的手术方法。1979年，美国医生 Crowe 等通过 X 线片测量股骨头移位的距离与股骨头和骨盆高度的比例，将髋关节发育不良分为四型：

（1）Ⅰ型：股骨头移位占股骨头高度不到50%，或骨盆高度不到10%。

（2）Ⅱ型：股骨头移位占股骨头高度50%～75%，或骨盆高度的10%～15%。

（3）Ⅲ型：股骨头移位占股骨头高度的75%～100%，或骨盆高度的15%～20%。

（4）Ⅳ型：股骨头移位超过股骨头高度的100%，或骨盆高度的20%。

在临床工作中，由于 Crowe 分型方法简单实用，具有较高的量化成分，可对不同术者、不同手术的效果进行比较，故现已被大多数学者和医生采纳使用。

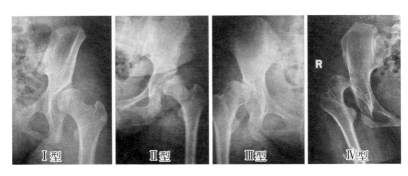

髋关节发育不良 Crowe 分型

49 什么是临界型髋关节发育不良？

临界型髋关节发育不良是介于正常骨盆与典型髋关节发育不良骨盆之间的一种"过渡性"的髋臼覆盖状态，此类型的髋臼存在一定程度的骨性覆盖，但覆盖程度较正常略浅。

临界型髋关节发育不良的髋臼与股骨头呈现基本匹配的状态，但髋臼包绕股骨头较正常略浅。这种发育情况会导致髋关节出现一种微不稳定的状态，且股骨头存在一定向外侧脱位的趋向，但尚不会发生脱位，这会导致股骨头与髋臼之间存在反复的摩擦、撞击，进而引起相应区域的软骨损伤。

此外，为了增加髋臼覆盖，髋臼唇会出现代偿性肥大，这种肥大增生的髋臼唇非常容易发生撕裂，从而引起髋关节的疼痛、绞锁等症状。通过髋关节 X 线片，可清楚地诊断临界型髋关节发育不良，对于存在明显症状的患者可能需要考虑外科手术治疗。

髋关节发育不良的诊断主要依靠外侧中心边缘角，临界型髋关节发育不良通常被定义为外侧中心边缘角在 20°～25° 之间。当外侧中心边缘角小于 20° 时，临床上一般应用髋臼周围截骨术进行治疗，而对于临界型髋关节发育不良的最佳治疗方法（如髋臼周围截骨术或关节镜手术）尚无统一定论。随着人们对临界型髋关节发育不良中各种畸形的认识增加，发现单独依靠测量股骨头外侧覆盖程度来评估覆盖不足的严重程度及确定治疗方式已经远远不够。除了外侧中心边缘角，临床中还常使用前侧中心边缘角、前壁指数、后壁指数、髋臼指数、臼顶倾斜角等指标来评估临界型髋关节发育不良患者的髋臼覆盖程度。临界型髋关节发育不良患者常伴有股骨头及髋臼表面的软骨肥厚及损伤。临界型髋关节发育不良的疼痛症状可以由不稳的因素引起，也有撞击因素引起的，在诊疗时需区别。

50 临界型髋关节发育不良患者能做髋关节镜手术吗？

临界型髋关节发育不良患者的关节内常伴有髋臼唇和软骨病变，这些病变往往是导致临床症状的主要原因，因此，髋关节镜手术在临床中确定被广泛应用于治疗临界型髋关节发育不良。

髋关节镜下手术包括髋臼唇修补、股骨成形术、软骨成形术、圆韧带清理术、关节囊修复术等，是治疗临界型髋关节发育不良的常用术式。但是，需要注意的是，部分临界型髋关节发育不良患者的疼痛症状是由于髋关节撞击所引起的，这部分患者通过单纯的镜下修复手术就可以获得满意的效果。此外，还有一部分临界型髋关节发育不良的患者，疼痛症状主要来源于髋关节不稳。所以对于有髋关节不稳症状的临界型髋关节发育不良患者，除了镜下修复关节内损伤外，同时进行髋臼周围截骨术以改善关节稳定性也是必要的。对于临界型髋关节发育不良的患者，行关节镜手术，尤其是单纯髋关节镜手术，术中加强缝合关节囊，可以维持关节稳定性，改善预后。

51 若成人怀疑髋关节发育不良该如何诊断？

（1）询问病史：了解患者是否有髋关节疼痛、行走困难等症状，以及这些症状出现的时间和发展过程。此外，还应询问患者是否有先天性髋关节疾病的家族史。

（2）体格检查：检查患者的髋关节活动范围、步态及髋部是否有畸形。医生会特别留意患者在行走时是否出现髋部摇摆或疼痛。

（3）影像学检查：① X线检查是诊断髋关节发育不良的主要方法。X线片可以显示髋关节的形态，包括股骨头和髋臼的发育情况，以及是否存在关节间隙狭窄、骨质增生等病理性改变。② CT 检查可更详细地评估髋关节的形态和骨质情况，包括测量髋臼前倾角、观察股骨近端形态等。③ MRI 检查有助于评估关节软组织的状况，如评估软骨、关节囊和周围肌肉的情况。

（4）实验室检查：虽然实验室检查对于髋关节发育不良的诊断不是必需的，但可以通过血液检查排除其他可能导致髋痛的疾病，如感染或风湿性关节炎。

52 髋关节发育不良患者能做髋关节镜手术吗？

患有髋关节发育不良的患者不建议进行单纯的髋关节镜手术。但是髋臼唇损伤在髋关节发育不良患者中很常见，因此截骨手术联合髋臼唇修补或许是一个值得尝试的方法。髋臼唇在维持髋关节生物力学性能方面起着重要作用，包括增加关节稳定性、负重、维持中央间室密封。完整的髋臼唇对于关节液流动的调节是必要的，功能良好的髋臼唇可以保持髋关节正常的静水压力，这对软骨健康至关重要。因此，髋臼唇的密封作用可以保护关节软骨，髋臼唇损伤后会引起关节软骨退变。从理论上讲，行髋臼周围截骨术时，同时进行髋臼唇修补可以改善远期关节功能。临床随访研究发现，髋臼周围截骨术联合髋关节镜下髋臼唇修补是可以改善关节功能，并无额外手术风险增加的。相较于单独进行髋臼周围截骨术，髋臼周围截骨术联合髋关节镜下髋臼唇修补或许可以更好地改善远期关节功能。

53 髋臼周围截骨术联合髋关节镜手术治疗髋关节发育不良有什么优势？

髋臼周围截骨术术前应用髋关节镜进行关节内探查及髋臼唇修补具有一些潜在优势：① 相对于经前方关节囊切开进行髋臼唇损伤探查修补，髋关节镜具有更广泛、更清楚的视野，因此，髋关节镜下探查关节内病变的阳性率更高。② 髋关节发育不良患者往往髋臼唇肥厚，与髋臼透明软骨移行区分层，但是关节囊侧髋臼唇和关节囊相连。从而经关节镜从内向外探查，比经前方切开关节囊从外向内探查，更容易发现髋臼唇的损伤病变。③ 髋臼周围截骨术术前，可以对损伤的髋臼软骨进行微骨折处理，亦可对卵圆窝滑膜进行清理，从而减少术后残留疼痛的风险。但如果关节镜下发现软骨退变明显，或许会改变手术计划，取消后续的髋臼周围截骨术安排。

54 髋关节镜手术会影响后期截骨手术吗？

髋关节镜手术和后期可能进行的截骨手术（如髋臼旋转截骨术或股骨截骨术）之间的关系是一个复杂的问题，需要根据具体病例进行评估。这两种手术的目的和方法有所不同，但它们都是用于治疗髋关节问题的常用手术方法。髋关节镜手术是一种微创手术，通常用于治疗髋关节撞击综合征、软骨损伤、髋臼唇撕裂或去除关节内游离体。而截骨手术是一种较为复杂又具有侵入性的手术，通常用于改变髋关节的解剖结构，以治疗髋关节发育不良、严重的髋关节撞击综合征或其他形态异常所导致的问题。

多数情况下，髋关节镜手术对后期的截骨手术并不会产生不良影响。在某些情况下，先进行髋关节镜手术可能会对后期的截骨手术产生一定的影响，如同一次麻醉进行髋关节镜手术后再进行截骨手术，可能会因局部水肿而对截骨手术产生一定影响，另外也会增加麻醉时间。如果髋关节镜手术不能解决根本问题，医生可能会建议进行截骨手术。在这种情况下，医生会根据患者的具体情况，包括之前手术的结果和髋关节的当前状态，来规划截骨手术。另外，任何手术都有并发症风险，而进行多次手术更会增加某些风险，如感染、髋关节僵硬或软组织损伤。

综上所述，髋关节镜手术可能会对后期的截骨手术产生一定影响，但这主要取决于患者个体的具体情况和两次手术之间的时间间隔。

55 截骨手术残留的疼痛可以通过髋关节镜治疗吗？

截骨手术后残留的疼痛可能是由多种原因引起的，其中一些情况确实可以通过髋关节镜手术来治疗。然而，这种决定需要基于详细的诊断和患者具体情况来考虑。因为在考虑使用髋关节镜手术治疗截骨手术后的疼痛之前，首先需要确定产生疼痛的具体原因。可能的原因包括软组织损伤、关节炎、肌肉或肌腱问题、神经受损、截骨未正确愈合或者手术后形成的骨刺等。而髋关节镜手术常用于治疗如髋关节撞击综合征、髋臼唇撕裂、软骨损伤或去除关节内游离体等问题。如果截骨手术后的疼痛确认是由这些问题引起的，那么髋关节镜手术是一个有效的治疗选项。截骨手术后如果残留髋关节疼痛，在考虑采取髋关节镜手术之前，需进行全面的临床评估，包括影像学检查（如 X 线检查、CT 检查或 MRI 检查）和可能的实验室检查，以明确疼痛的原因。因此，尽管髋关节镜手术在某些情况下可以用来治疗截骨手术后的疼痛，但是否采用这种治疗方法还需要基于病例的具体情况来决定。

56 站立位骨盆 X 线片和仰卧位 X 线片有什么区别？

（1）目的与适用性：站立位 X 线片更能反映正常的生理负重条件下骨盆和髋关节的状态。这对于评估关节的稳定性、骨盆的对称性、髋关节的对接和下肢长度等方面特别有价值。仰卧位 X 线片则可以提供在非负重状态下，骨盆和髋关节的详细图像，这有助于识别骨折、骨缺损、肿瘤或先天性畸形。

（2）结果解读：因为两种体位下骨盆和下肢的受力情况各有

不同,所以在解读影像学图像时需要考虑到这些差异。例如,站立位下可能更容易发现轻微的骨盆不对称或脊柱侧弯。

57 髋关节发育不良会引起跛行吗?

跛行是髋关节发育不良引起的一个症状,尤其是在儿童中。以下是髋关节发育不良引起跛行的一些原因:

(1)关节不稳定:由于股骨头和髋臼之间的关系不稳定,患者在走路时可能会出现不稳定或不平衡,导致跛行。

(2)疼痛:髋关节发育不良可能会导致髋关节或周围区域疼痛,这种疼痛可能会在活动时加剧,导致患者在行走时会避免使用受影响的一侧,从而出现跛行。

(3)肌肉功能障碍:髋关节发育不良可能会影响髋关节周围的肌肉功能,导致力量和协调性下降,进而影响正常的步态。

(4)骨骼结构异常:随着时间的推移,未经治疗的髋关节发育不良可能会导致骨骼结构的进一步异常发展,这也可能导致行走困难和跛行。

58 髋关节发育不良会遗传吗?

髋关节发育不良确实与遗传存在关联。虽然髋关节发育不良的确切成因是多因素的,包括环境因素和遗传因素等,但研究表明,家族史是髋关节发育不良的一个重要风险因素。以下是有关髋关节发育不良遗传性的一些风险要点:

(1)家族史:有髋关节发育不良家族史的婴儿发生髋关节发育不良的风险更高。如果家庭中有其他成员(如兄弟姐妹、父母)曾经患有髋关节发育不良,那么新生儿患此病的可能性就会显著增加。

(2)性别因素:女性患髋关节发育不良的风险比男性高,这可能与遗传和激素有关。

(3)种族差异:髋关节发育不良在某些种族中更为常见,这也暗示了遗传因素的作用。

(4)遗传研究:遗传研究正在努力识别可能与髋关节发育不良相关的特定基因或基因变异。

虽然遗传是髋关节发育不良起病的重要因素,但环境因素也很重要,如出生时的姿势、胎位(尤其是臀位)以及出生后的一些环境影响和生活习惯。

综合来看,髋关节发育不良是一个多因素综合影响的疾病,遗传、环境等因素共同决定了个体的风险。如果家族中有髋关节发育不良病史,建议新生儿在出生后尽快进行早期筛查和评估,以便及早发现和治疗。

第四篇
髋关节撞击综合征

59 什么是髋关节撞击综合征?

髋关节撞击综合征,也称作股骨髋臼撞击综合征(femoro-acetabular impingement,FAI),由 Ganz 等于 1999 年报道并正式提出,是一组以髋关节解剖结构异常导致股骨近端和髋臼边缘的撞击,损害髋臼唇和相邻的软骨,引起髋关节慢性疼痛、髋关节活动受限,特别是屈曲加内旋受限。如果不加以控制,最终可能发展为髋关节骨性关节炎。

60 髋关节撞击综合征的发病机制是什么?

髋关节撞击综合征是一种由于髋关节的骨性异常而导致股骨和髋臼异常接触与摩擦的疾病。这种异常接触主要发生在关节活动时,特别是在屈髋和内旋时最为显著。髋关节撞击综合征的发病机制主要涉及以下几个方面:

(1) 解剖结构异常:① 凸轮型撞击,这是由于股骨头颈交界处的骨性突出导致的。在关节活动时,由于这个突出部分撞击到髋臼,而导致髋臼唇损伤和软骨磨损。② 钳夹型撞击,在这种类型中,问题出现在髋臼部分,如髋臼缘过度覆盖股骨头。这会导致股骨头在关节运动时被髋臼缘"夹住",同样会损伤髋臼唇和关节软骨。③ 混合型撞击,凸轮型撞击和钳夹型撞击的特征可能同时存在于一个患者身上,造成髋关节损伤。

(2)动态因素:髋关节在做超过正常活动范围的动作时,如运动员在运动中大幅度屈髋和内旋,这种超生理活动会加剧股骨与髋臼的异常接触。

(3)生物力学变化:长期的异常接触和摩擦会导致关节软骨和髋臼唇的磨损,进而引起关节炎症,最终可能发展为骨性关节炎。

61 髋关节撞击综合征的临床特点是什么?

髋关节撞击综合征通常起病隐匿,患者往往没有明显的外伤史,这种情况在热衷于体育活动的青年人群中较为常见。此疾病的临床表现多种多样,但最主要的特点是腹股沟区域出现间歇性的无规律疼痛,且这种疼痛常常伴随着髋关节在屈曲、内收和内旋时的活动受限。

随着病情的进展,患者可能会感受到疼痛向腰背部、骶髂关节、臀部或股骨大粗隆处扩散。此外,髋关节可能会出现绞锁感、弹响声和不稳定感,这些症状通常在改变体位时(如从久坐到站立或者转身时)会变得更加明显。然而,疼痛和绞锁感在进行少量活动后往往又会有所缓解。

在病史较长的患者中,关节僵硬、乏力和活动度下降的问题可能更为突出。这些症状可能限制了患者日常活动,降低了患者的生活质量,影响了患者的工作和休闲活动。因此,及时诊断和治疗髋关节撞击综合征是至关重要的,这可以防止潜在的长期并发症,如髋关节退行性改变和关节炎,这些并发症可能需要更复杂的治疗,包括手术干预。

62 髋关节撞击综合征体格检查有哪些异常表现?

髋关节撞击综合征的体格检查主要包括以下几个关键的异常表现:

(1)活动度限制:患者的髋关节在做屈曲、内外旋和外展活动方面会显示出明显的活动受限。

(2)髋关节前方撞击试验:进行此试验时,患者需仰卧。检查者将患者的髋关节屈曲至 $90°$,同时进行内收和内旋动作。由于这些动作会导致股骨头颈部与髋臼的前内侧边缘发生接触,若患者因此出现髋关节或腹股沟区域的疼痛或感觉卡压,则该试验结果为阳性。

(3)髋关节后方撞击试验:进行此试验时,患者同样需采取仰卧位,让患侧的腿从床边自由垂下,并尽量后伸及外旋髋关节。由于这一系列动作会使股骨头颈部与髋臼的后外侧边缘发生接触,若患者因此感到髋关节或腹股沟区域的疼痛,则该试验结果为阳性。

(4)"4"字试验:这是一项非特异性的测试,髋关节撞击综合征患者的该试验结果多为阳性。

以上这些检查方法是髋关节撞击综合征诊断中常用的重要方法,有助于医生对疾病进行准确评估。

63 什么是髋关节前方撞击试验?

髋关节前方撞击试验也被称为屈髋内收内旋试验,是一种用于诊断髋关节功能障碍的重要临床测试。在进行此试验时,患者需仰卧,检查者将患者的髋关节屈曲至90°,并通过内收和内旋动作来模拟股骨头颈部与髋臼的异常接触和撞击。如果患者在这一过程中出现腹股沟区域的疼痛,这通常被视为阳性反应。

该试验具有重要的临床意义。它提示患者的髋臼唇和(或)软骨可能已经发生了损伤。特别是在损伤严重或处于急性期时,患者可能会感受到剧烈的疼痛。值得注意的是,研究表明,该试验在诊断髋关节撞击综合征方面的敏感度可高达84%,这使其成为一种高效且可靠的诊断工具。

此外,髋关节前方撞击试验不仅有助于初步诊断,还为了解患者疾病的严重程度和发展阶段提供了重要信息。这有助于医生为患者制订更加具有个性化和有效的治疗方案，从而提高治疗效果并改善患者的生活质量。

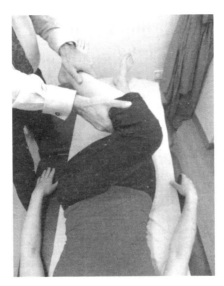

髋关节前方撞击试验

64 什么是"4"字试验？

"4"字试验又称骶髂关节分离试验。检查时，患者需仰卧，患髋屈曲、外展、外旋，患侧足置于对侧膝上；检查者一手置于对侧髂前上棘以稳定骨盆，另一手向下按压患侧膝关节；阳性表现为腹股沟区域疼痛，提示髋臼唇损伤，髋关节撞击综合征，关节囊、髂腰肌挛缩或损伤；后方腰骶部的疼痛则提示骶髂关节病变。

改良"4"字试验：即在行骶髂关节分离试验时，同时测量患侧膝关节距离检查床面的距离，如大于4厘米，则提示可能存在凸轮型撞击或关节囊过紧等。研究显示，该试验对诊断髋关节撞击综合征的敏感度为60%。

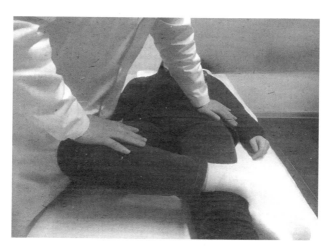

"4"字试验

65 髋关节撞击综合征要做哪些影像学检查？

在髋关节撞击综合征的诊断中，影像学检查扮演着关键角色，可以明确骨性和软组织结构的异常情况，为临床治疗提供指导。常用的影像学检查手段包括：

（1）X线检查：作为初始影像学评估，X线检查是首选的方法。它能够清晰地显示股骨近端和髋臼边缘的骨性解剖结构，以及股骨头或髋臼的骨性突起。X线检查对于检测股骨头、髋臼边缘的凸轮型撞击和钳夹型撞击特别有用。

（2）MRI检查：MRI检查是评估软组织结构的理想选择，它能够提供关于软骨、韧带和关节囊的详细信息。在某些情况下，医生可能会使用造影剂进行MRI检查，这种方法称为磁共振关节造影（MRA），以增强图像质量，更为准确地检测软骨损伤或髋臼唇撕裂。

（3）CT检查：相比X线检查，CT检查提供了更高分辨率的骨质细节图像，使得髋关节的三维结构一览无余。CT检查对于揭示股骨和髋臼的微小骨性异常特别有效，对于手术规划尤其有价值，特别是在考虑到复杂的骨性重建时。

（4）超声检查：超声检查是一种非侵入性的检查方式，它能够提供关于髋关节及其周围软组织的实时动态图像。在某些情况下可用于评估髋关节的动态功能，或在进行某些类型的治疗（如封闭治疗）时提供实时引导。

66 髋关节撞击综合征有哪几种类型？

凸轮型撞击：常见于股骨近端畸形，前部或前上部股骨头颈连接处骨质异常突出，股骨头颈凹陷减少，呈所谓"手枪柄"样畸形。

钳夹型撞击：髋臼解剖异常。包括髋臼后倾、髋臼过深和髋臼前突。常存在于喜好活动的中年女性中。股骨头颈连接处和髋臼缘的异常接触,反复的撞击容易导致髋臼唇变性,进一步引起髋臼内部囊性变及髋臼唇周的骨化和髋臼加深。该慢性损伤常位于髋臼软骨周围的狭窄长条状区域。髋臼唇周围的变性通常以骨化形式表现。

混合型撞击:同时存在凸轮畸形和钳夹畸形,大部分髋关节撞击综合征病例为混合型。

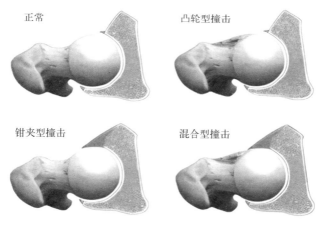

正常　　　　　　　凸轮型撞击

钳夹型撞击　　　　混合型撞击

髋关节撞击综合征的分类

 髋关节撞击综合征的 X 线检查有什么异常表现?

钳夹型撞击的 X 线片特征为髋臼的局限性或普遍性过度覆盖。具体表现在骨盆前后位 X 线片上,如果观察到髋臼上部的前壁边缘相对于后壁边缘更靠近外侧,形成"8"字征,则表明存在前方过度覆盖。如果髋臼线位于髂坐线的内侧,这可能意味着髋臼过深。若股骨头与髋臼线相交,这可能表示髋臼前突。

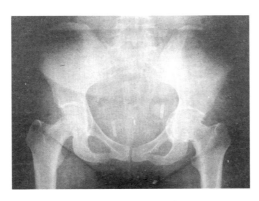

钳夹型撞击 X 线片

凸轮型撞击通常是由股骨头颈交界处的骨性结构异常引起的。股骨颈 α 角是衡量此处异常凹陷程度的定量指标,当 α 角大于 50°时,表明股骨头颈交界处存在骨性异常。评价凸轮型撞击还可以参考股骨头颈偏距及偏距率等指标。

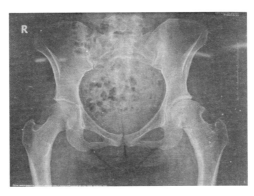

凸轮型撞击 X 线片

凸轮型撞击的 X 线片可能显示以下异常：① 股骨头和（或）髋臼的形态异常。② 股骨头上的凹痕或平坦区域。③ 髋臼的过度覆盖或异常形态。④ 关节间隙变窄，这可能提示关节软骨受损。⑤ 有时可见到骨赘的形成。⑥ 髋臼唇的钙化或骨化现象。

需要注意的是，X 线检查虽然在评估髋关节撞击综合征中起到了初步筛查的作用，但它并不能提供关于软组织损伤的详尽信息。更全面的影像学评估，如 MRI，则可以揭示更多细节，帮助医生做出更准确的诊断。

68 髋关节撞击综合征的 CT 检查有什么异常表现？

CT 检查可提示髋关节撞击综合征的多种异常表现，进一步辅助诊断与治疗规划。以下是一些典型的影像学特征：

（1）凸轮型撞击：在 CT 图像上，股骨头的前上方可见到骨性隆起，这种结构可能与髋臼的前下方发生异常接触，导致撞击产生。

（2）钳夹型撞击：CT 横断面图像可能展示出髋臼的后倾和过度覆盖，这种形态容易导致股骨头在执行特定活动时，与髋臼缘发生非正常接触。

（3）骨赘形成：这通常在股骨头与髋臼交界处可以观察到，骨赘的出现通常与长期应力反应或关节磨损有关。

（4）髋臼唇的钙化或骨化：这可能是由于慢性炎症或应力导致的。

（5）关节间隙变窄：这一特征通常提示关节软骨可能受到了损伤，是关节退行性变的标志之一。

（6）关节囊或周围结构的改变：可能表现为厚度增加或内部结构异常，有时这些改变与疼痛和功能受限相关。

（7）股骨颈与髋臼之间角度的改变：如股骨颈前倾角的改变，这些改变可能会影响关节的生物力学和运动模式。

值得注意的是，CT 检查所显示的异常表现并不是孤立存在的，它们常需与患者的症状和临床体征相结合，才能为医生提供全面的诊断信息。而且，这些影像学图像所表现的严重程度也会根据患者的具体情况而有所不同。因此，对 CT 检查的解读需要结合个体的详细病史和体检结果来进行。

69 髋关节撞击综合征的 MRI 检查有什么异常表现？

MRI 检查在髋关节撞击综合征的诊断过程中扮演着不可或缺的角色，尤其在显示软组织损伤的细节方面，它具有无可比拟的优势。MRI 通过高分辨率的图像展示出以下关键的损伤特征：

（1）髋臼唇损伤：髋臼唇的撕裂可能表现为髋臼唇变厚、变钝或消失，在 MRI 图像中可见髋臼唇的分离或位移，这表明其与正常解剖位置不符。

（2）髋臼隐窝改变：髋臼隐窝的变小或消失往往提示髋臼唇结构的完整性已受损，这与髋臼唇损伤紧密相关。

（3）信号变化：若髋臼唇内部出现高信号，则可能指示着撕裂或液体积聚，这可能是关节液穿透撕裂的髋臼唇所致。

（4）退变与囊肿：髋臼唇的退变可能表现为髋臼唇增厚或体积增大，表面变得粗糙不平，基底部可见轻度信号增高。囊肿则常位于髋臼缘，T_1WI 上显示为低信号，而 T_2WI 或 T_1WI 脂肪抑制序列下则为高信号，边界清楚。

（5）滑膜及关节腔变化：滑膜的增厚和关节腔内积液均是关节炎症状态的标志。

（6）股骨颈异常：凸轮型撞击的标志之一就是股骨颈 α 角的增大，这是由于股骨颈的骨质增生，通常与髋臼软骨损伤和髋臼唇撕裂共同出现，构成所谓的撞击三联征。

MRI 检查不仅显示了髋关节撞击综合征的解剖结构异常，

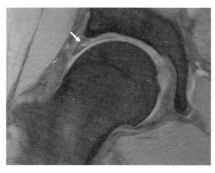
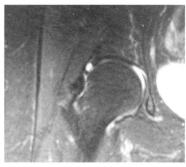

髋关节撞击综合征引起髋臼唇损伤

还对损伤的严重程度和范围评估提供了宝贵信息,这对于制订手术计划或保守治疗方案至关重要。

70 什么是股骨颈疝窝?

股骨颈疝窝是一种位于股骨颈前上方皮质下的特殊结构变异,它是髋关节撞击综合征患者影像学检查中的一个显著发现。通过 CT 检查,我们可以观察到股骨颈前上方皮质下存在直径通常不超过 10 毫米的类圆形低密度区域,其边界清楚,周边经常可以见到硬化现象。在 MRI 图像中,这些疝窝在 T_2WI 上表现为中等至高信号,并且边界分明,有时周围还可见到骨髓水肿。

尽管股骨颈疝窝的形成机制尚不完全清楚,但广泛的学术研究认为其可能与长期机械磨损有关。这种磨损尤其与髋关节前方的关节囊和股骨颈前方骨皮质之间的相互作用,以及关节囊内压力的增高有关。这通常是由于股骨颈在运动过程中与髋关节囊的反复接触所造成的,特别是在关节活动超出正常活动范围时更为明显。

近期研究指出,股骨颈疝窝的形成与凸轮型撞击可能有相关性。在凸轮型撞击中,股骨颈的异常形态会在活动中与髋臼产生异常接触,这种重复的机械撞击可能会导致局部骨组织应力集中,进而产生微小损伤,最终形成疝窝。这一研究结果对于理解髋关节撞击综合征的病理生理学机制及提升临床诊断精确度,具有深远意义。目前,股骨颈疝窝的研究仍在不断进行中,其识别对于医生在评估患者情况和规划治疗策略时起着关键作用。

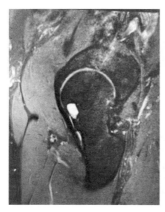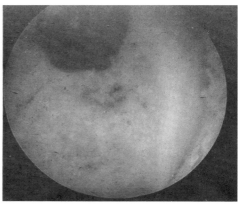

股骨颈滑囊疝 MRI 图像及关节镜下表现

71 什么是交叉征和后壁征?

交叉征和后壁征是由 Reynolds 教授在提出髋臼后倾概念时首先描述的两种重要的影像学标志。它们是在分析髋关节结构时观察髋臼前倾角变化的关键指标。

要做到准确判断这些征象,首先需要一张清晰且标准化的 X 线片。骨盆的前倾、后倾或左右旋转会对髋臼前倾角的评估产生影响。在标准的骨盆前后位 X 线片上,我们必须准确地识别髋臼的前壁和后壁:通常,正常的髋臼前壁会覆盖股骨头的 1/3,而后壁则覆盖 1/2。

当髋臼前壁过度突出或后壁存在缺损时，都可引起髋臼后倾。在 X 线片上，若显示髋臼前壁过度突出时，髋臼前缘会超出后缘并位于其外侧，形成所谓的交叉征，这也被称作"8"字征。在这种情况下，髋臼前方的覆盖变得过度。而当髋臼后壁缺损时，髋臼后缘则会位于股骨头中心线的内侧，形成后壁征。这表明髋臼的后方覆盖不足。

这些影像学特征不仅在诊断髋关节的结构异常中起到重要作用，也可帮助医生评估髋关节潜在的功能障碍。通过对这些征象的了解，医生能够更好地规划治疗策略，并对患者的预后做出更准确的预测。

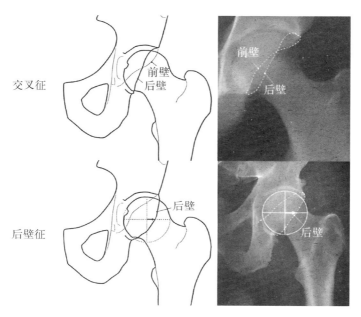

交叉征和后壁征

72 什么是坐骨棘突出征?

坐骨棘突出征是一种与骨盆和髋关节状况相关的医学征象，这一概念是由 Kalberer 教授于 2008 年首次提出。这一发现源于 Kalberer 教授对髋臼后倾患者的观察——在这类病例中，坐骨棘向患者的内侧盆腔显著突出，形成了一种独特的影像特征。相比之下，正常情况下的患者在骨盆正位影像学图像上并不会显示出这种突出。

Kalberer 教授还进一步阐述了坐骨棘突出征与交叉征之间的密切联系。他指出，当坐骨棘突出征呈阳性时，这往往提示患者存在髋臼后倾的情况。这一发现在临床上具有重要意义，尤其是在儿童患者中，因为他们的髋臼前后壁尚未钙化，通过常规方法难以诊断髋臼后倾。因此，坐骨棘突出征为这类病例提供了一种有效的诊断线索。

此外，Kalberer 教授的研究还突显了影像学诊断在鉴别和评估髋关节和骨盆疾病中的重要性。通过细致的影像学分析，医生能够更准确地识别和理解这些复杂结构的异常情况，从而为患者提供更为精准和高效的治疗方案。随着医学影像学技术的不断进步，我们有理由相信，在未来会有更多类似坐骨棘突出征的发现，进一步丰富我们对骨盆和髋关节疾病的认识。

73 髋关节撞击综合征可以采取哪些保守治疗方法？

在髋关节撞击综合征的管理中，保守治疗通常是推荐给那些髋关节疼痛对日常生活和工作影响不大的患者的。保守治疗的首要目标是减轻疼痛和避免进一步的关节损伤发生。保守治疗的基本措施包括限制那些可能加重症状的活动，如避免重体力劳动、剧烈运动和长时间行走；同时，也应避免那些可能导致髋关节碰撞的动作，如过度屈髋和参与可能增加关节压力的剧烈活动。

药物治疗包括使用非甾体抗炎药来减轻炎症和疼痛，以及使用软骨保护剂来尽可能保护关节软骨。局部治疗，如冲击波疗法，也可能有助于缓解症状。

然而，许多学者指出，这些保守治疗措施并没有从根本上去除疾病的病因，它们主要是通过管理症状来提供暂时的舒缓。因此，尽管这些方法可以有效缓解患者的疼痛，但它们无法阻止关节继续退化。

即便如此，保守治疗在髋关节撞击综合征的初始管理阶段仍然是首选方案，因为它们具有非侵入性，且风险较低。如果保守治疗证明无效，且患者的症状持续或加重，那么就应考虑手术治疗。手术治疗包括去除造成撞击的骨性突起或修复受损的髋臼唇，旨在改善关节功能并减缓关节病变的进展。在决定治疗方案时，医生会综合考虑患者的年龄、活动水平，以及关节损伤的程度。

74 髋关节撞击综合征需要手术治疗吗？

髋关节撞击综合征是否需要手术治疗取决于患者的症状严重程度，以及疾病对生活质量的影响程度。手术治疗主要适用于那些经历难以忍受的髋关节疼痛或具有明显的绞锁症状的患者，特别是当这些症状无法通过保守治疗得到有效缓解时。

对于凸轮型撞击，手术通常包括股骨头成形术和股骨颈成形术，目的是去除股骨头和股骨颈的异常骨质突起，从而减少股骨与髋臼的异常接触。在钳夹型撞击中，手术一般涉及切除髋臼周围过度增生的骨组织，并对已经撕裂或骨化的髋臼唇进行部分切除。如果患者的髋臼解剖结构异常，也可以通过手术改变髋臼的形态，使其恢复到正常的解剖结构，如髋臼周围截骨术。

大多数髋关节撞击综合征的手术是可以通过髋关节镜进行的。髋关节镜手术是一种重要的治疗方法，能够精确地刨除增生的滑膜，打磨突出的骨质，清理变性的软骨，并处理甚至缝合修复撕裂的髋臼唇。髋关节镜手术能够直接针对病因，解除患者的疼痛，并恢复关节功能。

总之，是否采用手术治疗取决于患者的具体症状、疼痛的程度，以及保守治疗的效果。对于那些症状严重、影响生活质量，并且通过保守治疗无法获得显著改善的患者，手术治疗可能是一种有效的选择。在决定是否进行手术治疗之前，患者应与医生充分沟通其手术的风险、优势和可能的结果。

75 什么是髂前下棘撞击综合征?

　　髂前下棘撞击综合征是一种由于髂前下棘的形态异常(包括骨突的异常增大或方向异常)与股骨头颈部在做深屈髋动作时发生撞击所引起的病症。这种撞击可能会导致髋臼唇、前关节囊和股直肌腱的损伤,从而引发髋部的不适症状。

　　髂前下棘撞击综合征常见于运动员群体中,特别是那些参与高强度运动的运动员(如足球、冰球运动员)和舞蹈者。这些运动通常涉及频繁和剧烈的髋关节屈曲动作,这增加了撞击和损伤的风险。

　　该疾病的诊断主要依赖于详细的病史收集、体格检查和影像学检查。病史中可能包含特定运动或活动后髋部发生疼痛和功能限制的描述。体格检查可能揭示髋关节屈曲时的疼痛或活动受限。影像学检查,如X线检查和MRI检查,对于评估髂前下棘的形态异常和股骨头颈部的结构,以及识别可能的软组织损伤至关重要。

　　对于髂前下棘撞击综合征的治疗,可能包括物理治疗、活动调整及在必要时进行手术干预。物理治疗旨在增强髋关节周围的肌肉力量,提高关节的稳定性,减少撞击的可能性。如果这些保守治疗无效,可能就需要考虑通过手术手段来纠正解剖结构的异常。

76 髂前下棘撞击综合征的治疗方法有哪些？

治疗方法通常包括保守治疗和手术治疗。

保守治疗包括调整运动方式、康复训练、物理治疗和封闭治疗，通常是作为患者的初始治疗方案，但其临床疗效并不明确。

对于保守治疗无效的患者，有必要进行髂前下棘成形术。以往这种手术都是通过开放式手术完成的，近年来，关节镜手术逐渐成为主流，而且关节镜下可以同时进行髋关节内病变评估和处理。髂前下棘成形术术后康复目前并没有成熟和固定的方案。通常来说，2～4周的拄拐部分负重和3～4周的异位骨化药物预防是必要的。

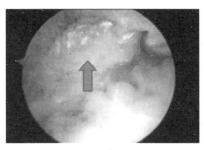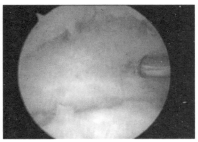

关节镜下髂前下棘形态和打磨所见

左图：髋臼唇部分剥离后显露髂前下棘增生（箭头）；右图：对髋臼缘上方的髂前下棘进行打磨成形（髂前下棘成形术）形成较为平坦的骨床

77 什么是坐骨股骨撞击综合征?

坐骨股骨撞击综合征,也称为坐骨撞击综合征,它是一种影响髋关节和周围结构的疾病,其临床表现多种多样,包括臀部疼痛、强直性疼痛以及坐骨神经的麻木感等,但通常是以臀部疼痛为主要特征。

臀部疼痛是坐骨股骨撞击综合征的一个典型症状。这种疼痛通常起始于臀部外侧,并可能沿着大腿后侧向下延伸至膝关节区域。疼痛可能在特定的体位或活动后变得更为显著,如在长时间行走、跑步或长时间坐着后,这种疼痛通常会加剧。

强直性疼痛也是一种常见症状,部分患者可能会感到臀部和髋关节周围的肌肉紧张和疼痛,这可能会导致活动范围受限或活

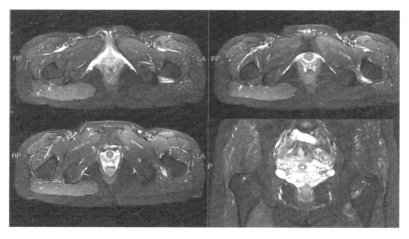

左髋坐骨、股骨小粗隆间隙狭窄,股方肌水肿

动不便。这种肌肉紧张和疼痛不仅影响日常活动,还可能在夜间加剧,影响患者的睡眠质量。

总体而言,坐骨股骨撞击综合征的临床表现多样,需要通过详细的病史收集和体格检查,结合影像学检查来进行综合评估和诊断。

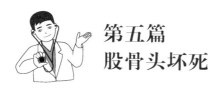

第五篇
股骨头坏死

78 股骨头坏死的原因有哪些?

股骨头坏死,是一种由于血液供应中断或不足而导致的疾病。它会影响股骨头的骨组织,导致组织死亡和关节功能障碍。造成股骨头坏死的原因有多种,包括:

(1)创伤性因素:如股骨颈骨折或严重的髋关节损伤,这些情况可能损害到供应股骨头的血管。

(2)长期使用糖皮质激素:长期或高剂量地使用糖皮质激素(如治疗自身免疫疾病时)已被证实是股骨头坏死的一个重要诱发因素。

(3)饮酒:长期过量的饮酒可能会导致血液供应不足,从而引起股骨头坏死。

(4)血液疾病:如镰状细胞贫血、凝血障碍,这些疾病也可能导致血液循环问题,进而影响股骨头的血液供应。

(5)其他:如吸烟、肥胖等,这些因素会对血液循环产生不利影响,从而增加股骨头坏死的风险。

79 股骨头坏死的临床症状有哪些?

股骨头坏死的临床症状表现主要包括以下几个方面:

(1)疼痛:这是最常见的临床症状。在股骨头坏死初期,患者可能仅在活动后感到疼痛。随着病情的发展,疼痛可能会持续存在,患者甚至在夜间和休息时也会感到疼痛。

(2)活动范围受限:随着病情的发展,股骨头和髋关节的损伤会导致髋关节活动受限,特别是做内旋和外展动作时。

(3)跛行:在股骨头坏死较晚期,由于疼痛和关节功能受限,患者可能会出现跛行。

(4)关节僵硬:患者可能会感到髋关节僵硬,特别是早晨起床后或长时间坐着站起后,感觉比较明显。

(5)关节变形和功能丧失:在病情进一步恶化的情况下,可能会出现关节变形和严重的功能丧失。

80 股骨头坏死的影像学表现有哪些?

股骨头坏死主要是通过 X 线、MRI 和 CT 检查来诊断的。每种影像学技术都有其独特的表现:

(1)X 线检查:疾病早期可能显示正常或仅有轻微的异常。随着病情发展,可见到股骨头塌陷、关节面不平、关节间隙变窄及关节边缘骨刺的形成。随着病情进一步发展,股骨头的形态改变可能更加显著,会出现关节面的不规则性和关节破坏。

(2)MRI 检查:这是最敏感的诊断方法,能够在疾病早期就发现异常。MRI 检查可以清晰显示骨髓水肿和骨坏死区域,特别是"带状"征或"双线"征,这是股骨头坏死的典型 MRI 表现。MRI 检查能够更早地检测到股骨头血供的变化,甚至在 X 线检查表现异常之前。

(3)CT 检查:在显示骨质破坏和股骨头塌陷方面 CT 检查比 X 线检查更加敏感。CT 检查可以更详细地描绘股骨头的形态改变和关节面的不平整。其在手术规划中尤其有用,如评估骨坏死的范围和位置。

总体来说,MRI 在股骨头坏死的早期诊断中尤为重要,因为它能够在 X 线检查显示异常前检测到病变。随着病情的发展,X线检查和CT检查在显示骨质结构改变方面则更为有用。

81 股骨头坏死的 Ficat 分期是什么?

目前,全球医学界广泛采用 Ficat 分期法,来评估股骨头坏死的程度。该方法将股骨头坏死分为四个阶段,从 Ⅰ 期到 Ⅳ 期,以反映该病从轻微到严重的病情进展。

(1)Ⅰ期:这是股骨头坏死的初期阶段,常表现为髋部疼痛。这些症状可能急性发作,并逐渐加重,尤其在夜间更为明显。患者可能体验到关节活动轻微受限,特别是在做内旋和外展动作时。然而,一些患者在早期可能无明显症状,或者疼痛并不集中在髋关节,而是出现在大腿远端。而随着病情恶化,整个大腿可能出现疼痛。通过 X 线检查可能显示股骨头和关节间隙形态正常,骨小梁结构正常或略显模糊,有时可见斑点状骨质疏松。MRI 检查能够早期发现骨坏死灶,甚至在 X 线和 CT 检查出现异常之前,通常显示 T_1WI 低信号,T_2WI 高信号,反映出骨髓水肿、局部充血和渗出等急性炎症改变。

(2)Ⅱ期:这个阶段可能持续数月或更久,临床症状可能将持续或加重。X 线检查通常显示股骨头形态和关节间隙保持正常,但有可能出现多种骨质变化,如混合性骨量减少或骨质硬化,有时甚至可见股骨头内部的囊泡变化。如果出现关节面下的线性透亮区(即新月征),则意味着病情已经从Ⅱ期向Ⅲ期过渡。MRI 检查会显示明显的坏死区域,及骨组织异常。

(3)Ⅲ期:在这个阶段,疼痛持续并进一步加剧,关节活动明显受限,患肢功能下降,常出现明显的跛行,多数患者需要使用拐杖辅助行走。X 线检查显示关节间隙仍然正常,但由于软骨下的死骨在应力作用下碎裂或骨折,股骨头的负重区可能出现塌陷或变平,髋臼缘下可能出现明显的台阶。经 MRI 检查可见骨塌陷开始形成。

(4)Ⅳ期:这是疾病的晚期阶段,关节活动度逐渐减弱。X 线检查显示关节间隙变窄,关节面塌陷,出现骨赘生长,股骨头扁平畸形,髋臼顶也随之变形,关节从球状体变为圆柱体。此期常伴有骨性关节炎的发生，X线检查中往往难以区分骨性关节炎和缺血性坏死。MRI检查可以显示关节塌陷的情况。

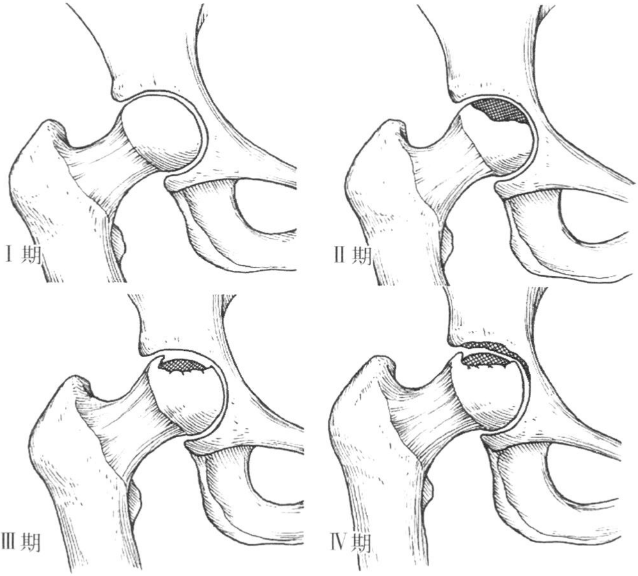
Ⅰ期
Ⅱ期
Ⅲ期
Ⅳ期

股骨头坏死 Ficat 分期

82 股骨头坏死的 ARCO 分期是什么？

股骨头坏死的ARCO分期是一种用于评估股骨头坏死进展的分类系统。ARCO是国际骨循环研究会（Association Research Circulation Osseous）的缩写，该分类系统根据病变的影像学特征将股骨头坏死分为了四个阶段：

（1）Ⅰ期：早期，在X线片上通常看不出明显的改变。可能需要 MRI 或骨扫描来确认诊断。

（2）Ⅱ期：X 线片上可见股骨头的轻微密度增加或不规则，但股骨头的形状还未发生改变。

（3）Ⅲ期：股骨头开始塌陷或形态发生改变，但关节间隙保持正常。这个阶段通常伴随着明显的疼痛。

（4）Ⅳ期：股骨头和髋关节的明显破坏，包括关节间隙的缩小和关节软骨的破坏，可能伴有骨性关节炎的发展。

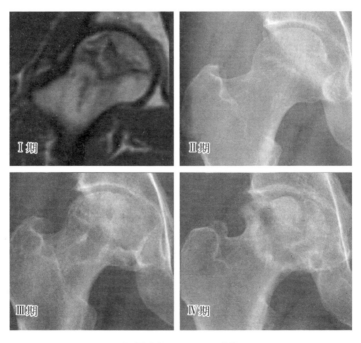

股骨头坏死 ARCO 分期

83 股骨头坏死可以用髋关节镜治疗吗?

　　髋关节镜治疗是一种精准且有效的手段,主要适用于股骨头坏死的早期阶段(即 Ficat 分期 Ⅰ～Ⅱ期)。股骨头坏死不仅涉及骨质的改变,还包括股骨头软骨的软化、碎裂、游离体的形成以及滑膜的增生和肥厚。

　　通过髋关节镜的使用,医生能够直观地观察到股骨头关节表面的损伤情况。这不仅有助于评估关节软骨断裂和塌陷的程度,还能为是否进行保留关节的手术或选择其他适宜的手术方法提供重要的评估依据。此外,髋关节镜治疗还可以用于修整骨赘和不平滑的关节表面,从而有效缓解术后疼痛症状,并可对滑膜的病变进行直接治疗。

　　对于股骨头坏死的早期治疗,髋关节镜的应用不仅使得对股骨头坏死范围和程度的判断更加精确,还有助于避免死骨的残留,通过髋关节镜在术中进行微观检查,可以使诊断更加明确。同时,可通过髋关节镜下清除充血水肿的滑膜组织和游离体。髋关节手术中需大量生理盐水灌注液,这也就同时完成了关节内炎症因子清除,可以不同程度上缓解股骨头坏死的疼痛症状。这种治疗方法不仅提高了手术的精准度,也有利于患者的恢复和预后。

第六篇
弹响髋及髋关节周围疾病

84 什么是弹响髋?

弹响髋是一种常见于行走或进行特定运动时出现弹响的骨科疾病,典型症状包括髋关节及下肢活动受限,伴随着髋部发出的闷响声,有时还会伴有疼痛。在走路时,这种弹响声尤为明显,患者每迈出一步都可能伴随着髋部的弹响和酸痛感,有时走几步后才会出现一次。这种现象主要是由髂胫束后缘或臀大肌腱前缘的增厚引起的。在髋关节进行屈曲、内收、内旋等动作时,增厚的组织在大粗隆部前后滑动,从而产生弹响声。在这些动作中,还可以观察或感觉到一条粗而紧的纤维带在大粗隆上滑动。

这种组织增厚可能与外伤或长期的过度使用相关。受到外伤后,受累组织可能出现充血、水肿和无菌性炎症反应,进而导致纤维组织增生。在某些情况下,增大的大粗隆上缘可能会钩住髂胫束的后部,或者是髂腰肌腱在髋部某些特定位置滑移,引起弹响。此外,屈髋位时紧张的臀大肌下缘与坐骨的摩擦也可能会产生这种声音。在少数情况下,大粗隆骨软骨瘤也可能是弹响髋的成因之一。

弹响髋患者通常会出现髋内翻的现象,这是由于股骨颈干角的变化,导致臀中肌和臀小肌的力臂变短,从而影响到外展功能。这种功能的受限会增加髂胫束上部的张力,进而引起髋部弹响和功能障碍。弹响髋不仅会影响日常活动,还可能导致长期的不适和疼痛,因此及时的诊断和治疗是非常重要的。治疗方法可能包括物理治疗、药物治疗,甚至在一些情况下需要手术干预。弹响髋患者应该避免过度使用受累关节,并且可能需要进行特定的物理治疗来增强相关肌群,减轻症状。

85 弹响髋如何分型?

弹响髋的分型可以概括为以下几类:

(1)外侧型弹响髋:这种类型主要由臀肌挛缩引起。由于臀肌的紧张,髂胫束被过度牵拉,使其与大粗隆更为贴近。这种反复的摩擦损伤最终可能导致髂胫束后缘增厚,形成束状带,从而产生弹响,并引起功能障碍。

(2)内侧型弹响髋:这种类型的成因较为复杂。可能是由髋关节前方关节囊的炎症性增厚导致,此时,增厚的关节囊与髂腰肌摩擦,产生弹响。其他原因包括骶髂关节紊乱导致的关节内或周围的疼痛和弹响,或者是髂股韧带在滑过股骨头时产生的弹响。

(3)后侧型弹响髋:这种类型通常是由股二头肌长头腱在坐

骨结节处的反复滑动引起的。

（4）关节内型弹响髋：这种类型的弹响髋主要有两种情况。一种发生在儿童中，由股骨头在髋臼后上方边缘的轻度自发性移位引起，尤其是在大腿突然屈曲和内收时出现弹响，可能随着时间发展成为习惯性。另一种发生在成年人中，通常是由于慢性劳损导致髂股韧带呈条索状增厚，特别是在髋关节后伸和外旋时，其与股骨头摩擦，产生弹响。此外，关节滑膜软骨瘤病或其他病因引起的关节内游离体，或者髋臼后缘骨折导致的髋关节短暂半脱位也会引发此类弹响，同时伴有髋关节疼痛及功能障碍，且弹响声较低钝。髋臼唇损伤、关节不稳定，或髋臼圆韧带损伤也会导致关节内型弹响髋。

 弹响髋的诊断方法有哪些？

弹响髋的诊断通常涉及一系列详细的临床评估和物理检查。症状主要表现为关节外的弹响和不适感，特别是当髋关节进行屈伸、内收或内旋活动时。这种弹响声是由于髂胫束的后缘或臀大肌腱前缘的增厚组织在大粗隆的突起部分滑动而产生的。在体格检查中，医生通常可以触及（甚至可以在体形偏瘦的患者体表看到）一条粗而紧的纤维带在大粗隆上前后滑动。虽然一般情况下不伴有痛感，但患者常感到髋部的不适。

如果伴随有继发性滑囊炎，患者可能会出现局部疼痛。此外,部分患者由于腰骶角的增大,腰部的负重线会从前部的椎体向后移动至关节突,这可能会导致腰骶后关节的慢性损伤。髂胫束紧张试验阳性是诊断的重要指标。

在体格检查时,医生会要求患者进行患侧髋关节的伸屈、内收或内旋活动。通过在大转子部位听到弹响声,并同时观察到或摸到索状物在大粗隆上的滑移,可以对弹响髋进行确诊。然而,为了更准确诊断,还需要将其与关节内弹响加以区分。

除了物理检查,医生可能还会建议进行影像学检查,如 X 线检查或 MRI 检查,以排除其他可能导致类似症状的疾病。在某些情况下,超声检查也可被用来观察关节和周围软组织的状态。准确的诊断有助于制订有效的治疗计划,包括物理治疗、药物治疗,或在一些情况下的手术干预。

87 什么是髂腰肌弹响?

髂腰肌弹响是指在活动过程中,髂腰肌在骨盆或髋关节附近产生的弹响或"咔嗒"声。这种情况通常在进行某些动作时发生,如快速屈髋或改变体位。髂腰肌弹响一般不是严重的健康问题,但它可以引起不适或疼痛,并可能是其他潜在问题的症状。引起髂腰肌弹响的可能原因包括:

(1)肌腱滑过骨性突起:当髂腰肌肌腱在髋关节区域的某个骨性突起(如股骨小转子)上滑动时,可能会发出弹响声。

（2）髂腰肌肌腱炎：髂腰肌肌腱炎或肌腱周围炎可导致肌腱发炎和肿胀，使得肌腱通过髋关节时可能会产生弹响。

（3）肌肉紧张或不平衡：肌肉紧张或力量不平衡可能会导致肌腱在运动时异常移动，从而引起弹响。

（4）髋关节问题：某些髋关节问题，如髋关节发育不良、髋关节撞击综合征或髋关节松动，也可能导致或加剧髂腰肌弹响。

髂腰肌弹响通常可以通过物理治疗、髋关节拉伸和加强臀部肌力训练来治疗，这有助于改善肌腱的灵活性和强度，减少肌腱滑动时的异常运动。在某些情况下，如果弹响伴随严重疼痛或功能障碍，可能还需要进一步的医学评估，包括影像学检查和专业的医疗干预。

88 什么是股骨大转子疼痛综合征？

股骨大转子疼痛综合征是指发生在髋部外侧的慢性疼痛，这种疼痛通常与股骨大转子区域的软组织结构相关。表现为：髋部外侧感到疼痛，可能会向大腿外侧放射；股骨大转子区域触痛；某些活动（如爬楼梯）可能会加剧疼痛。常见原因有：① 股骨大转子滑囊（一种减少摩擦的小囊袋）的炎症；② 局部肌腱撕裂或拉伤，如臀中肌止点损伤也会引起股骨大转子疼痛综合征。

对于股骨大转子疼痛综合征的诊断，除了详细询问病史和仔细体检以外，必要的影像学检查，如 X 线检查或 MRI 检查，有助于排除其他可能的疾病。

治疗方面包括：① 休息和冷敷。减少疼痛区域的活动，并使用冷敷来减轻炎症。② 物理治疗。通过特定的练习来加强肌肉力量和改善关节的灵活性。③ 药物治疗。如使用非甾体抗炎药减轻疼痛和炎症。④ 封闭治疗。在某些情况下，可能会使用类固醇激素注射以减轻炎症和疼痛。⑤ 手术。在罕见的情况下，如果其他治疗方法无效，可能需要进行手术干预。

89 什么是臀肌挛缩？

臀肌挛缩是一种临床症候群，它是由多种原因导致臀肌及其筋膜纤维的变性和挛缩，从而引起髋关节功能受限。这种疾病通常表现为特有的步态和体征。自 1970 年 Valderrama 首次报告该病症以来，国内外已有大量相关报道，但其病因和分类仍不完全明确。

臀肌挛缩与臀部反复接受多次的肌内注射密切相关。这种损伤主要包括机械性损伤和化学性损伤。大多数学者认为，注射药物导致的化学性损伤是臀肌挛缩的主要病因。这些化学物质可能会对肌肉组织和周围的筋膜造成刺激，引起炎症反应，随后导致组织的纤维化和挛缩。

关于臀肌挛缩的治疗，通常需要综合考虑病情的严重程度和患者的具体情况。治疗方法可能包括物理治疗和药物治疗，以及在某些情况下的手术干预。物理治疗旨在改善髋关节的活动范围和减少疼痛,而药物治疗则包括非甾体抗炎药和肌肉松弛药的使用。对于严重或顽固性病例,外科手术可能是必要的,旨在去除纤维化组织并恢复关节功能。由于臀肌挛缩可能会导致长期的疼痛和活动受限,因此早期诊断和治疗对于改善患者的生活质量至关重要。

90 臀肌挛缩的临床表现有哪些?

本病好发于儿童,且男性多于女性,多为双侧发病。典型患者呈"尖臀"畸形,臀部凹陷,髋内收时凹陷更加明显。臀肌挛缩患者的髋关节功能障碍主要表现为髋关节内旋、内收活动受限。

(1)站立及行走步态:站立时下肢经常外旋位,行走时常常表现为"外八字"步态。

(2)交腿试验阳性:坐位时双腿不能并拢,双髋外展呈蛙式位,一侧大腿难以搁在另一侧大腿上。

(3)划圈征阳性:患者下蹲时,双膝先分开髋外展,然后下蹲后再并。重者下蹲后髋关节仍然保持外展外旋位,双膝不能靠拢,足跟不着地,呈蛙式样。

(4)奥伯试验阳性:患肢做内收、内旋动作受限,下肢中立位屈髋活动受限。查体时,患者取健侧卧位,必须将患髋外展、外旋才能将患肢屈髋超过 90°。此时，大腿不能自然下落，被动伸直髋关节，可在大粗隆处触发明显弹响。

91 臀肌挛缩如何治疗？

治疗臀肌挛缩比较好的方法，包括手术治疗、物理治疗等方式。其中，较多患者会选择手术治疗，若同时加强术后的护理工作，一般预后良好，也不会危及生命。而物理治疗多为术后康复疗法。根据病情轻重不同，所选择的治疗方式也会不同，因此需要根据患者个人的具体情况，采取不同治疗措施。

（1）手术治疗：手术治疗臀肌挛缩，即通过开放性手术，修复臀部的挛缩肌肉。该手术方式一般是针对臀肌挛缩病情严重的患者，并且由于创伤面过大，手术后需要特别护理，以避免伤口感染。

（2）关节镜治疗：关节镜也是治疗臀肌挛缩的一种方法，它属于微创手术。由于创伤面积较小，因此恢复期短，比较适合病情较轻的患者。

（3）物理治疗：物理治疗多用于术后康复训练，也是病情较轻的患者常采取的治疗方法。具体需要根据医生嘱咐选择物理治疗，避免擅自进行。

92 什么是梨状肌综合征?

梨状肌综合征是一种导致臀部疼痛的疾病,这种疼痛有时会沿坐骨神经向下肢放射,类似坐骨神经痛。这种情况通常是由于梨状肌(一种位于臀部深处的小肌肉)对坐骨神经的异常压迫或刺激而引起的。常见原因包括:

(1)梨状肌损伤:肌肉拉伤、扭伤或肌肉痉挛可能会导致梨状肌紧张。

(2)长时间保持坐姿:长时间坐着,特别是坐在硬板凳上,也可能会增加梨状肌的压力。

(3)异常梨状肌解剖:坐骨神经穿过梨状肌或在梨状肌附近,使其更容易受到压迫。

(4)过度使用或活动:过度参与需要重复使用臀部和大腿肌肉的活动(如长距离跑步或骑自行车)可能会导致梨状肌综合征。

93 梨状肌综合征的治疗方法和预防方法有哪些?

常用的治疗方法包括:

(1)物理治疗:强化和伸展梨状肌和周围肌肉。

(2)热敷和冷敷:使用热敷或冷敷缓解疼痛和肌肉紧张。

(3)药物治疗:使用非甾体抗炎药有助于减轻疼痛和炎症。

（4）注射治疗：类固醇注射也可用于减轻严重的疼痛。

（5）手术：在极少数情况下，如果其他治疗证明无效，则可能需要进行手术。

常用的预防方法包括：

（1）适当的运动：保持强健的臀部和腿部肌肉。

（2）避免长时间坐着：定期站起来伸展活动和走动。

（3）保持正确的姿势：维持良好的姿势，特别是坐着时。

94 髋关节圆韧带损伤能在关节镜下治疗吗？

关于髋关节圆韧带损伤是否可以在关节镜下治疗，这取决于多种因素，包括损伤的性质和严重程度。在某些情况下，关节镜手术是一种可行的治疗方法。由于关节镜手术具有侵入性小、恢复快的优点，故可用于诊断和治疗髋关节的多种问题。

对于髋关节圆韧带损伤，如果只是轻微的撕裂或损伤，采取关节镜手术可以修复或清理损伤部位。然而，如果损伤严重或伴有其他复杂的骨科问题，如髋臼发育不良或关节退化等，那么可能就需要更复杂的手术干预。

第七篇
髋关节炎症性疾病

95 什么是髋关节滑膜炎？

髋关节滑膜炎常常造成疼痛，尤其是在关节活动时。滑膜是覆盖在关节内膜上的一层薄膜，它会分泌滑液，可以起到润滑和滋养关节软骨的作用。但如果滑液增生累积，关节往往就会肿胀。滑膜炎可能与关节炎、红斑狼疮、痛风等疾病有关。与其他种类的关节炎相比，类风湿性关节炎更常见滑膜炎，因此，滑膜炎还可以帮助鉴别不同种类的关节炎，尽管许多患有骨性关节炎的关节也有滑膜炎表现。长期的滑膜炎可导致关节退化。

髋关节滑膜炎的症状包括以下几个方面：

（1）关节疼痛：患者通常会感受到隐痛或钝痛，这种疼痛可能会在活动期间或经过长时间负重后加剧。疼痛可集中在髋关节区域，有时也可放射到周围区域。

（2）关节肿胀：滑膜炎会导致关节内产生额外的液体，从而引起关节肿胀。肿胀可能会造成关节紧张感和明显的不适。

（3）关节活动受限：滑膜炎会导致关节活动范围受限，这主要是由于疼痛和肿胀引起的。可能会影响日常活动，如行走、上下楼梯等。

（4）温度变化：由于滑膜炎导致的血液循环改变，关节区域可能会感觉到温度的变化，这可能表现为热感或冷感。

了解这些症状有助于及早识别髋关节滑膜炎，并寻求适当的治疗干预。如出现上述症状，建议咨询医生，以进行专业的诊断和治疗，减轻症状并防止病情恶化。

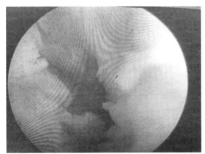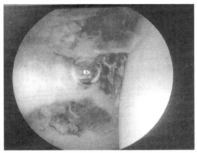

髋关节囊脏层及髋臼唇上沟滑膜增生

96 髋关节滑膜炎的常见病因有哪些?

髋关节滑膜炎的常见病因包括：

（1）慢性髋关节炎：这是导致滑膜炎的主要原因之一。在慢性髋关节炎中，由于滑膜会长期受到刺激并产生炎症，从而引起疼痛和肿胀。

（2）感染：细菌、病毒或真菌感染可能会导致滑膜发生炎症反应。这些感染可直接影响关节滑膜，导致急性或慢性炎症。

（3）创伤：髋关节受到严重损伤，如摔伤或撞击，可能导致滑膜发生炎症反应。这类创伤包括骨折或软组织损伤。

（4）骨性关节炎：骨性关节炎是一种常见的退行性关节疾病，会导致关节滑膜发生炎症，进而引发疼痛和功能障碍。

（5）自身免疫性疾病：如类风湿性关节炎等自身免疫性疾病也可导致滑膜炎。这些疾病会使身体的免疫系统错误地攻击自身组织，包括关节滑膜。

97 髋关节滑膜炎的治疗方法有哪些？

髋关节滑膜炎的治疗方法主要包括以下几种：

（1）休息和活动限制：减少关节的活动和负重，以减轻炎症和疼痛。这有助于关节的恢复和防止进一步损伤。

（2）药物治疗：使用非甾体抗炎药以减轻炎症和疼痛。在某些情况下，可能会采用关节内注射类固醇激素治疗，以直接减轻关节的炎症反应。

（3）物理治疗：包括冷敷、热敷、按摩等，这些方法可以帮助缓解疼痛、减少炎症，并促进关节的康复。物理治疗还可以增强关节周围肌肉力量，提高关节的稳定性。

（4）关节抽液：在关节炎症严重的情况下，可能需要进行关节抽液，以减轻肿胀和疼痛。这个过程通常是在局部麻醉下进行的。

（5）手术治疗：在髋关节滑膜炎很严重或对其他治疗方法反应不佳的情况下，可能需要选择手术治疗。这包括关节镜手术，以清除炎症组织，或在极端情况下进行人工关节置换术。

在进行这些治疗的同时，可能还需要结合生活方式的改变，如改变不良的饮食习惯，减轻体重以减少关节负担，以及进行适当的锻炼来加强关节的支持结构。需要注意的是，患者应在医生的指导下选择最合适的治疗方法。

98 关节镜手术可以治疗髋关节滑膜炎吗？

关节镜下行髋关节滑膜切除术可治疗的疾病包括：类风湿性关节炎等不同炎症性关节炎、继发性滑膜炎、滑膜软骨瘤病、色素沉着绒毛结节性滑膜炎等。大部分滑膜位于关节囊内侧，在关节镜下只能看到部分滑膜。关节囊周围间室前方的滑膜比较容易切除，其次是外侧和内侧。尽管不能完全切除滑膜，但仍能达到缓解症状的目的。

对于髋关节滑膜炎的治疗，关节镜下手术具有以下几个优点：

（1）减少创伤：与传统开放手术相比，关节镜下手术通常伴随更小的切口和更少的组织损伤，这有利于患者术后的快速恢复。

（2）精确诊断和治疗：关节镜下可以直观地观察关节内部结

构，从而对病变部位进行精确的诊断和治疗。

（3）清除病变组织：可以直接切除或修整因炎症而损伤的滑膜组织，减轻炎症反应。

（4）缩短恢复时间：由于手术创伤小，患者通常恢复较快，减少了住院时间。

（5）降低感染风险：由于手术切口小，感染风险通常较低。

99 什么是滑膜软骨瘤病？

滑膜软骨瘤病是一种罕见的良性肿瘤，主要是影响关节的滑膜及其他软组织。这种病变最常发生在膝关节，而在髋关节的出现则相对罕见。尽管滑膜软骨瘤病是一种良性的瘤样病变，它仍可能导致患者出现一系列显著的临床症状，如明显的疼痛和关节绞锁感。在疾病晚期，这种病变甚至可能破坏关节的骨质结构。

鉴于滑膜软骨瘤病可能对关节造成的严重损害，对于症状明显的患者，建议采取手术治疗。手术通常旨在去除病变组织，以减轻症状并防止进一步的关节损伤。在某些情况下，可能需要进行关节镜手术或开放手术来彻底清除病变组织。

传统开放手术治疗髋关节滑膜软骨瘤病创伤大，术后发生股骨头坏死等并发症的风险较高，术后恢复时间长，并且因瘤体数量多、髋关节结构复杂，要做到彻底清理难度很大，术后易复发。而随着关节镜技术的发展，该技术已逐渐应用于滑膜软骨瘤病的治疗,具有创伤小、术后并发症少、患者恢复快的优点,而且瘤体及滑膜清理较彻底,术后复发率低。

100 什么是色素沉着绒毛结节性滑膜炎?

色素沉着绒毛结节性滑膜炎是一种关节内膜因炎症和过度生长而产生的关节病变,有弥漫型和结节型两种类型。多发于青壮年(30~50岁),男女发病率相同。该病起病缓慢,早期无明显症状。主要表现为受累关节滑膜组织的瘤样增生,常累及整个关节腔,侵蚀性、破坏性强,容易导致关节功能受限,出现关节残疾。该病的发病部位一般为单关节,膝关节较为常见,其次为髋关节和踝关节。其中,髋关节色素沉着绒毛结节性滑膜炎的发病率约为15%。临床常表现为关节的无痛肿胀或轻度疼痛伴肿胀。偶尔可以出现急性的关节疼痛和肿胀。对于年轻患者出现的难以解释的髋部疼痛,应考虑该病的可能。该病治疗后易复发,极少数具有恶变风险,临床治疗以外科手术治疗为主,关节镜下病变滑膜切除是目前临床当中常用的治疗手段之一。但该病目前仍缺乏广泛认可的治疗方式,部分研究表明,术后辅助局部放射治疗能一定程度抑制病情复发。

第八篇
髋关节镜围术期管理

101 髋关节镜术后需要冷敷吗?

髋关节镜术后冷敷是一种常见的做法,有助于减轻术后疼痛和肿胀。冷敷还可以减少炎症反应,有助于缩短恢复时间。以下是一些关于术后冷敷的要点:

(1)减少肿胀和疼痛:手术后的冷敷有助于减轻局部肿胀,减少疼痛感。

(2)使用方法:通常建议在手术后的前几天,一般在48小时内,每隔几小时冷敷20~30分钟。

(3)注意事项:直接将冰袋放在皮肤上可能会导致冻伤,因此建议在冰袋和皮肤之间放置一层布或毛巾。

(4)遵医嘱:不同的手术情况可能需要不同的冷敷方法,因此最好遵循医生或医疗团队的具体指导。

(5)结合其他治疗:冷敷通常与药物治疗(如使用非甾体抗炎药)、轻度活动和物理治疗结合使用,以促进恢复。

(6)监测反应:在冷敷期间,应注意监测患者对冷的反应,如皮肤出现变色或感觉异常,要及时采取措施以避免冻伤。

102 髋关节镜术后需要佩戴支具吗？

关于髋关节镜术后是否需要佩戴支具，这取决于多种因素，包括手术的类型、患者的具体情况及医生的建议。一般来说，有些情况下可能需要佩戴特定的支具来帮助髋关节保持稳定，减少活动范围，从而促进恢复。常见的支具包括髋关节固定器或限制器，它们可以帮助限制髋关节的某些运动，防止手术后的过度活动可能导致的伤害。此外，一些患者可能还需要使用拐杖或者其他辅助行走工具来减轻手术后髋关节负荷的压力。重要的是，每个患者的情况不同，因此对于是否需要支具，以及选择何种类型的支具，都应遵循医生的具体指导。在手术后遵循医生的建议进行适当的康复训练和活动限制，对于促进髋关节功能恢复和预防并发症至关重要。

103 髋关节镜术后大腿有点发麻是怎么回事？

髋关节镜术后大腿发麻的原因可能是：

（1）术后肿胀和压迫：手术后的肿胀可能会压迫到周围的神经，导致大腿发麻。

（2）局部麻醉药物的影响：如果在手术过程中使用了局部麻醉，麻醉药物的作用可能会导致暂时性的神经功能受影响，表现为大腿发麻等。

（3）术中神经损伤：虽然较为罕见，但手术过程中有可能会不小心损伤周围的神经，造成大腿发麻。

（4）长时间固定不动：手术中及手术后长时间固定不动也可能导致某些神经受到压迫，引起大腿发麻。

（5）血液循环问题：手术后，如果血液循环受到影响，也可能出现肢体的发麻感。

如果在髋关节镜手术后出现了大腿发麻的症状，建议及时与医生联系，并进行详细的检查和评估。根据患者的具体情况，医生可能会建议进行进一步的检查，如神经导电速度测试或影像学检查，以确定发麻的具体原因并制订相应的治疗计划。需要强调的是，安全和健康是最重要的，因此遇到这种情况时，及时寻求专业医疗帮助是非常必要的。

 104 髋关节镜术后会发生异位骨化吗？

髋关节镜术后有可能发生异位骨化，但这种情况较为罕见。异位骨化是指骨头在非骨组织（如肌肉或软组织）中形成，这可以发生在任何形式的髋关节手术之后，包括髋关节镜手术。造成异位骨化的原因尚不完全清楚，但普遍认为它可能与手术创伤、炎症反应、遗传倾向、局部微环境变化等因素有关。异位骨化可能会导致疼痛、关节活动受限和其他功能障碍。为了降低异位骨化的风险,手术后可能会采取一些预防措施,如使用非甾体抗炎药或放射疗法。然而,这些措施的使用主要取决于患者的具体情况和医生的判断。

105 髋关节镜术后的疼痛会很强烈吗?

髋关节镜术后的疼痛程度因人而异,通常取决于手术的复杂性、个人的疼痛阈值、术后管理和康复效果。与开放式手术相比,髋关节镜手术后的疼痛较轻,恢复时间较短。一般而言,术后一定程度的疼痛和不适是正常的。术后疼痛管理通常包括:

(1)药物治疗:包括使用处方镇痛药和非甾体抗炎药来控制疼痛和减轻炎症。

(2)物理治疗:术后早期开始的温和物理治疗可以帮助减轻疼痛,增加关节的活动度。

(3)冷敷:术后使用冷敷可以减轻疼痛和肿胀。

(4)适度的活动:术后尽管要避免过度活动,但适度的活动和行走可以促进血液循环,帮助减轻疼痛和加速恢复。

如果术后疼痛异常强烈或持续时间较长,应及时就医。持续的、强烈的疼痛可能是并发症发作的迹象,如感染、神经损伤或血肿等。因此,患者应与医生保持良好的沟通,及时报告任何不寻常的症状,这对于安全和有效的恢复至关重要。

106 髋关节镜术后多久可以出院?

髋关节镜术后的出院时间因个人情况而异,主要取决于手术的复杂性,患者的整体健康状况、术后恢复进展及医生的建议。一般来说,髋关节镜手术是一种相对微创的手术,许多患者在术后第二天就可以出院。一些简单的髋关节镜手术甚至允许患者在手术当天出院,而更复杂的手术可能需要较长的住院观察。如果患者能够有效管理术后疼痛或没有并发症(如过度出血或感染),则可能会更早出院。重要的是,在出院后,患者应遵循医生的建议,进行适当的康复和复健训练,以确保恢复的顺利进行。如果在家中遇到任何问题,如疼痛加剧、伤口出现问题或活动能力降低,应及时联系医生。

107 髋关节镜术后需要吃药吗?

关于髋关节镜术后是否需要吃药,这取决于手术的具体情况、手术后的恢复情况及医生的建议。以下是一些可能的情况和建议:

(1)镇痛药:髋关节镜手术后,患者可能会感到一些疼痛,因此医生可能会开处方镇痛药以减轻疼痛。

(2)消炎药:为了预防或减轻手术后的炎症,医生可能会建议患者吃一些非处方的消炎药。

（3）抗生素：在某些情况下，为了预防感染，医生可能会为患者开一些抗生素。

（4）抗凝血药：为了预防手术后可能出现的血栓，医生可能会建议患者使用抗凝血药。

（5）其他药物：根据患者的具体情况和需要，医生可能还会建议使用其他类型的药物。

髋关节镜术后是否需要吃药，以及需要吃什么药，都应该根据医生的建议来决定。

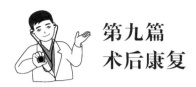

第九篇
术后康复

108 髋关节镜术后需要定期复查吗?

需要。髋关节镜术后进行定期复查是非常必要的,这有助于监测恢复进程,及时发现和处理任何可能的并发症,并确保康复计划的有效性。以下是一些关于术后复查的一般原则:

(1)术后首次复查:通常在手术后的几周内,患者需要进行首次复查。这次复查主要是为了检查伤口的愈合情况、评估疼痛管理和讨论康复计划。

(2)随访检查:在术后的几个月内,可能需要进行额外的几次随访检查。这些检查通常包括对关节功能的评估,可能还包括X线检查或其他影像学检查,以确保关节的恢复进展良好。

(3)长期监测:即使在短期内恢复顺利,定期的长期监测也是十分重要的。这有助于医生评估关节的长期健康状况,特别是在进行了修复或重建手术的情况下。

(4)根据症状调整:如果出现任何不寻常的症状,如持续或加剧的疼痛、肿胀、关节僵硬或功能减退,患者应立即联系医生进行额外的评估。

总之,遵循医生的建议进行定期复查是确保最佳术后恢复结果的关键。每个患者的具体情况可能不同,因此,复查的频率和性质应根据个人的需要和医生的建议进行调整。

109 髋关节镜术后康复的基本原则是什么?

髋关节镜术后的康复是一个重要的过程,它有助于确保最佳的恢复结果和关节功能。康复的基本原则包括:

(1)严格按照手术医生和物理治疗师的指导进行康复,包括药物治疗、活动限制和复健训练。

(2)适当管理术后疼痛,可以使用药物、冷敷及休息等方法。良好的疼痛控制有助于患者更有效地参与物理治疗。

(3)逐渐增加活动量。患者最初可能需要使用拐杖或其他辅助设备来行走,随着恢复的进展,可以逐渐减少对它们的依赖。

(4)定期进行物理治疗并在指导下进行运动,以增强肌肉力量,提高关节活动范围和灵活性。在初期康复阶段,避免过度伸展或旋转髋关节的活动,以防止对手术区域产生过度压力。

(5)保证良好的营养和充足的水分摄入,有助于身体恢复。

(6)定期复查,评估恢复进度和预防任何可能的并发症。

(7)康复是一个循序渐进的过程,需要时间和耐心。保持积极的心态有助于应对康复过程中的挑战。

每个人的康复过程都是独特的,因此,康复计划应根据个人的具体情况和医生的建议进行调整。重要的是,遵循专业指导,不要急于求成,给身体足够的时间恢复。

110 髋关节镜术后需要拄拐杖吗?

关于髋关节镜术后是否需要使用拐杖,取决于多个因素,包括手术的性质、患者的整体健康状况和恢复进程。如果手术相对简单,患者可能不需要或只需短期使用拐杖。然而,接受更复杂的手术的患者可能需要使用较长时间的辅助行走工具。由于每个人的恢复速度不同。有些患者可能很快就能恢复行走能力,而有些患者可能需要更长时间。手术后的初期,使用拐杖可以帮助患者保持平衡和稳定性,降低跌倒的风险。在恢复初期,拐杖可以帮助减轻手术髋关节的压力。一般来说,使用拐杖是暂时的。在康复过程中,患者可以逐渐减少对拐杖的依赖。需要强调的是,遵循物理治疗师的指导进行适当的锻炼和活动,有助于加速恢复过程。关于是否使用拐杖的问题,要遵循医疗团队的建议,并根据个人的恢复情况调整使用拐杖的时间。

111 髋关节镜术后什么情况下可以脱拐?

髋关节镜术后何时可以停止使用拐杖,通常取决于以下几个因素：

（1）疼痛和舒适度：如果患者能够在没有显著疼痛或不适的情况下行走时，就可以开始减少对拐杖的依赖。

（2）关节稳定性：如果患者的髋关节感觉稳定，没有不稳定或"松动"的感觉，这是一个好的迹象。

（3）医生或物理治疗师的建议：最重要的是遵循医生的指导。他们将根据患者的恢复情况给出专业意见。

（4）恢复进度：如果患者在物理治疗中取得了良好进展，增强了周围肌肉的力量和控制能力，就可以开始停止使用拐杖。

（5）行走能力：如果患者能够在没有辅助的情况下安全地行走和保持平衡，这可能意味着患者可以不再依赖拐杖。

（6）个人信心：在感觉自信可以在没有拐杖的情况下安全行走时，患者可能准备好了脱拐行走。

每个人的恢复情况都不同，因此没有统一的时间表来确定何时可以停止使用拐杖。重要的是，不要急于求成，遵循医生的建议，并在感觉准备好、安全的情况下逐步减少对拐杖的依赖。在整个康复过程中，保持与医疗团队的良好沟通是关键。

112 使用拐杖的注意事项有哪些？

在使用拐杖时，正确的姿势和调整方法至关重要，以下是详细指导：

（1）站姿：保持身体挺直，用双手握紧拐杖手柄以支撑体重，确保拐杖的底部与脚尖保持12～20厘米的距离。

（2）拐杖高度：调整拐杖高度，使其顶部与腋窝的距离为2到3指宽。重要的是不要用腋窝直接顶住拐杖，因为腋窝内有重要的血管和神经，直接压迫可能会导致损伤。

（3）手柄位置：调整手柄高度到当双臂自然下垂时，和手腕处于水平的位置。使用拐杖时，肘关节应能够适度弯曲，以提供充足的支撑。

（4）避免不平衡：为了防止长期使用拐杖而导致骨盆倾斜和双腿长度不一致，建议不要长期依赖单边拐杖使用。

这些指导原则有助于确保患者在使用拐杖时的舒适性和安全性，同时减少由不当使用拐杖引起的潜在伤害。

术后使用拐杖的过程通常可以分为以下几个阶段，以帮助患者逐渐恢复到正常的行走能力：

（1）不负重阶段：在这个阶段，患者的患腿完全不承受体重，需要保持患腿离开地面。

（2）轻负重阶段：患者可以轻轻用足底接触地面，以帮助维持平衡，但不实际承受体重。这一阶段主要是帮助患者找到平衡和稳定性。

（3）部分负重阶段：在这个阶段，患者可以开始将部分体重（通常是体重的1/3～1/2）放在患腿上。这有助于逐渐增强患腿的承重能力。

（4）可忍耐负重阶段：此阶段患者可以开始将大部分或全部

体重放在患腿上，前提是能够忍受。这一阶段的目的是进一步增强患腿的力量和耐受性。

（5）全负重阶段：在这个阶段，患者已经可以完全负重，即患腿可以承受正常的体重，前提是行走时不感到疼痛。

每个阶段的持续时间和过渡时机取决于患者的具体康复情况和医生的指导。遵循正确的康复步骤对于确保术后恢复的顺利进行至关重要。

113 髋关节镜术后多久可以开始进行物理治疗？

髋关节镜术后开始进行物理治疗的时间，取决于手术的具体情况和个人的恢复情况。不同类型的髋关节镜手术（如去除碎骨、修复软组织损伤等）可能会影响开始物理治疗的时间。医生会根据患者的具体情况和手术的细节给出开始物理治疗的建议。如果术后恢复顺利，没有异常的疼痛或肿胀，那么患者可以较早开始物理治疗。通常情况下，物理治疗可能在手术后的几天到一周内开始，初期重点可能放在减少肿胀、疼痛管理和逐渐增加关节的活动范围上。随着恢复的进展，治疗可能将逐渐转向加强周围肌肉、提高关节稳定性和改善功能。每个患者的情况都是独特的，因此物理治疗计划应根据患者的具体情况进行定制。重要的是，始终遵循医生的指导，根据个人的恢复进度调整治疗计划。在整个康复过程中，与医疗团队保持密切沟通，及时报告任何不适或问题。

114 髋关节镜术后要做哪些康复训练？

（1）手术当天：需平卧，患处冷敷，可在其他人的帮助下做一些绷腿、足跟滑动、踝泵练习等。

（2）第一阶段（术后 1～7 天）：该阶段的目标是保护修复组织，减轻疼痛，消除肿胀，适当进行肌肉活动避免萎缩。① 继续做绷腿、足跟滑动、踝泵练习；② 拄双拐，患肢不负重（脚尖不接触地面）；③ 在别人的帮助下，屈髋拉伸训练活动度不超过 $90°$。关节活动以不引起明显疼痛为准，一般术后 7～10 天，会自觉疼痛明显减轻，关节活动较轻松。

（3）第二阶段（术后 2～4 周）：该阶段的目标是逐渐恢复下肢肌肉力量和协调性，为后续恢复关节功能做好准备。① 继续做绷腿、足跟滑动、踝泵练习，增加俯卧拉伸训练；② 继续挂拐，患肢仍需避免负重（脚尖轻微触地）；③ 在别人的帮助下，屈髋拉伸逐渐超过 $90°$；④ 在别人的帮助下，屈髋内旋和外旋不超过 $20°$；⑤ 静态自行车，轻度的抗阻练习。

（4）第三阶段（术后 5～6 周）：该阶段的目标是逐步恢复关节功能，增强肌力和平衡性。① 逐步适应性负重，6 周后逐步脱拐行走；② 继续进行屈髋练习、各方向活动度练习；③ 架桥练习和侧抬腿练习。

（5）高级阶段（术后 8～12 周）：基本可以慢走、游泳（禁止蹬腿）、骑自行车、驾驶汽车，但从事剧烈运动仍需要遵循指导。

特别提醒：康复过程也具有一定风险，个体差异、病情和手术方式差异均会造成康复进度不同，康复训练前需要与医生进行沟通，并严格遵循其指导。

115 侧抬腿真的很重要吗？

侧抬腿练习确实很重要，其益处多多，尤其对于下肢肌肉的锻炼而言。通过进行侧抬腿，可以有效地锻炼下肢的多个肌群，特别是臀肌的外侧、大腿的外侧及大腿内侧肌群，这些都是支撑骨盆稳定，加强下肢控制能力的关键肌肉。定期锻炼这些肌肉有助于增强它们的力量和耐力。

除了肌肉强化，侧抬腿还有助于促进下肢的血液循环，包括淋巴液和静脉血的回流，这对于预防下肢静脉曲张等循环系统的问题非常有益。此外，这项运动也能改善心肺功能，增加心血管的耐力，并促进消化系统的运动，从而帮助避免腹胀和便秘。

对于髋关节术后的康复，侧抬腿是一个很好的锻炼方式，因为它不仅能帮助恢复髋关节的功能，还能在不过度负担关节的情况下增强肌肉。因此，无论是为了健康还是恢复，侧抬腿都是一个值得加入日常锻炼计划中的康复训练方式。

116 侧抬腿容易出现哪些错误?

侧抬腿是一项常见的康复训练,用于增强臀部和大腿外侧的肌肉。然而,在执行此动作时,容易出现一些常见错误,这些错误不仅会降低锻炼效果,还可能会导致受伤。以下是进行侧抬腿时常见的一些错误:

(1)腰部弯曲:在进行侧抬腿时,应保持脊柱中立,避免腰部过度弯曲或拱起。这有助于确保臀部肌肉得到正确的锻炼,同时保护腰椎。

(2)抬腿过高:抬腿过高可能导致髋关节过度外展,这可能会导致骨盆旋转或失稳,降低锻炼效果。

(3)腿部摆动:快速或不受控制地摆动腿部不仅会降低锻炼效果,还可能导致肌肉或关节损伤。因此,应该控制运动的速度,确保运动稳定。

(4)使用错误的肌肉:有时,患者在做侧抬腿时会过度使用腰部或大腿前侧的肌肉,而不是臀部肌肉。专注于使用正确的肌肉群是非常重要的。

(5)头部和颈部位置不当:颈部和头部应保持与脊柱在一条直线上,避免颈椎过度侧弯。

(6)未充分热身:在进行任何锻炼之前,都需要进行适当的热身,这可以帮助减少受伤风险。

正确的侧抬腿姿势应该是身体侧躺,下方的手臂支撑头部,上方的手臂放在身体前方以维持稳定,同时保持脊柱和腿部直线。在抬腿时,应该感觉到臀部和大腿外侧的肌肉在收紧。

 什么是蚌式开合?

蚌式开合是一种针对臀部肌群,尤其是臀中肌的有效练习。正确操作可以感受到臀部、腿部的肌肉发力。练习它可以促进骨盆复位,还可以加强骨盆的稳定性,较好地强化髋部的稳定性力量。

(1)起始姿势:侧躺在垫子上,膝关节弯曲成约45°,双腿堆叠在一起。下臂可以伸直,头部放在上臂上以支撑头部,或者可以将头部轻轻放在垫子上。保持髋关节和肩膀在同一垂直线上。

(2)执行动作:保持脚跟相连,缓慢地将上腿的膝关节向上抬起,但髋关节仍保持叠加不动。抬起膝关节时,注意不要让髋部后倾或身体翻滚。将腿抬到一个合适的高度,感受到臀部外侧的肌肉收紧。

(3)返回起始姿势:缓慢地将膝关节降下,回到起始位置。注意保持动作的控制性,避免让腿部突然落下。

(4)重复执行:根据自己的能力,重复此动作,通常建议每侧做10~15次,做2~3组。

注意事项:保持腹部紧绷,避免在动作中扭动身体或髋部。

注意动作的幅度不需要过大,重点在于感受臀部肌肉的活动。动作应平稳、有控制,避免用力过猛或动作生硬。

118 臀桥怎么练?

臀桥是一种常见且有效的锻炼方式,主要针对臀部肌肉,同时也能加强腰部和大腿后侧的肌肉力量。以下是标准臀桥锻炼的步骤:

(1)起始姿势:平躺在垫子上,膝关节弯曲,双脚平放在地面上,双脚间距与肩同宽。双手放在身体两侧,掌心朝下。

(2)执行动作:吸气,紧绷腹部肌肉,为动作做准备。呼气,同时将臀部向上推,直到大腿和躯干呈一条直线。在这个过程中,重点是使用臀部和大腿后侧的肌肉,而不是腰部。在最高点保持一两秒,感受臀部肌肉的收缩。

(3)返回起始姿势:慢慢降低臀部,回到起始姿势。注意在降低过程中,控制动作,避免快速坠落。

(4)重复执行:根据自己的能力,重复此动作,通常建议做3组,每组10~15次。

注意事项:保持腹部和腰部肌肉紧绷,以保护腰椎。抬起臀部时,避免过度拱起腰部。整个动作应专注于臀部和大腿后侧的肌肉发力。臀部下降时要控制动作,不要让臀部突然落地。呼吸要协调:吸气准备,呼气抬起,吸气落下。

变体：① 单腿臀桥。抬起一条腿，只用另一条腿进行臀桥锻炼，增加难度。② 加重臀桥。可以在腹部放置哑铃或其他重物，增加锻炼强度。

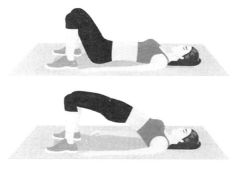

臀桥

119 下肢负重肌力训练时使用弹力带和沙袋哪个更好？

下肢负重肌力训练时是使用弹力带还是沙袋，各有其特点和优势，具体选择哪种工具更适合主要取决于患者的训练目标、个人喜好和身体状况。弹力带可以提供连续的、与伸展程度成比例的阻力。这意味着阻力随着强力带的伸展而增加。而且弹力带适用于多种运动，可以用于提高肌肉的力量、耐力和灵活性。而且弹力带轻巧易携带，适合在家、健身房或旅行时使用。弹力带在训练时对关节的压力较小，适合有关节疼痛或受伤史的人。

沙袋提供固定的重量，适用于进行传统的力量训练。使用沙袋时，通常需要练习者更多的核心稳定性和协调性。更适合那些进行高强度和爆发力训练，以及追求肌肉增强和体能提升的训练者。哪个更好并没绝对的答案，一般来说，如果训练目标是提高力量和耐力，那么弹力带可能是更好的选择。而对于提高爆发力和进行更高强度的训练，沙袋可能更适合。一些患者可能喜欢弹力带的连续阻力和易于携带的特点，而另一些患者可能更喜欢沙袋提供的传统重量所带来的训练感觉。

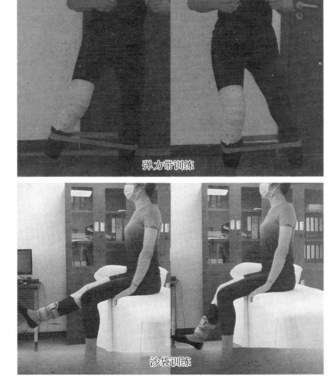

弹力带训练和沙袋训练

120 髋关节镜手术后多久可以下床活动？

　　因为髋关节镜手术主要是针对髋关节滑膜炎的患者，或者是有髋关节内部软骨损伤的患者。因此手术治疗以后恢复相对较快，一般 3 天就能够下床走路活动。接受髋关节镜手术治疗以后的患者，一般第 3 天患侧肢体就可以进行轻负重活动，并逐渐地增加负重量和负重时间。一般 2 周左右就能够恢复正常走路活动。但需注意刚开始下床活动时，一定要减轻患侧肢体负重，以避免造成患者肢体过度竖立，影响手术的恢复。一般手术以后应避免进食辛辣刺激食物，不能吸烟喝酒，避免造成刀口部位肿胀、疼痛情况加重。